JN126252

［監修］岡山大学病院 精神科リエゾンチーム

勝手に

せん妄検定

50厳選問題

［著］井上真一郎
新見公立大学健康科学部看護学科

検定

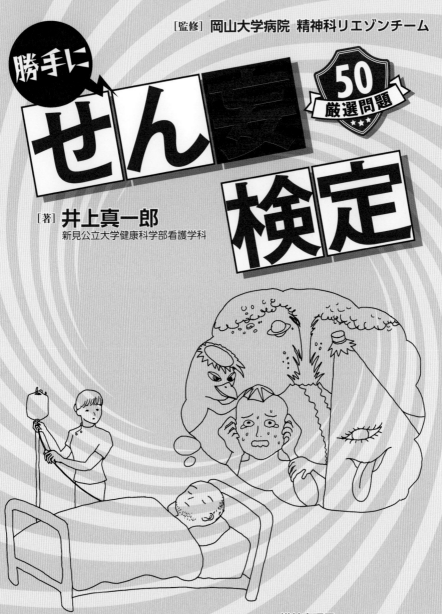

イラスト／横林恵理子 岡山大学病院 精神科神経科

中外医学社

はじめに

この本を手にとってくださったあなたは、せん妄に対してどのように取り組んでおられますか？

対策の必要性を感じてはいても、

「どのように勉強したらよいかわからない……」

「せん妄の本は買ったけど、最初だけ読んで、結局続かなかった……」

「もっと楽しく学べる方法があればいいのに……」

などと、困ってはいませんか？

逆に、

「前と比べて、せん妄のことが少しずつわかってきた！」

「自分の理解度を確かめてみたい！」

「もっと知識を深めたい！」

という方もいるかもしれません。

この本は、「せん妄について、楽しく学ぶ！」をコンセプトに、イラストを豊富にとり揃えて、クイズ感覚で気楽に読める内容となっています。

初級編では、医療者の正答率が比較的高い、基礎的な知識を扱いました。そして中級編は、正答率が低い問題となっており、ここでどれくらい得点できるかがポイントです。最後に上級編では、きわめて難易度の高い問題を揃えてみました。すべてオリジナルですので、ぜひチャレンジしてください！

また、すべての問題には ✏️**Memo** をつけ、正解に導くためのヒントを記しておきました。せん妄について初心者の方やあまり自信がない方は、まずこの ✏️**Memo** をよく読んでから回答してください。そのほかの方は、あえて読まずに回答していただき、その上で ✏️**Memo** に目を通すようにしてください。

上級編の後には、これまで岡山大学病院精神科リエゾンチームが全国で行ってきた「せん妄対策研修会」のGW（グループワーク）を、「紙上研修会」として再現してみました。せん妄の架空症例を用いて、「どうすればせん妄の発症を防ぐことができたのか」をテーマに、具体的な対策内容について検討するものです。本書のまとめとして、知識を総動員して取り組んでみてください。

では、さっそく始めてみましょう。1回目で8割以上正答するのはかなり難しいと思いますので、できなかった問題はチェックしておき、後でもう一度トライしてください。2回目は、また違う発見があるかもしれませんし、何より知識の定着につながるはずです。

　この本を読まれたすべての方々にとって、明日からの、いや今夜からのせん妄臨床のお役に立てることを、心から願っています。なお、私がこれまで講演で使ってきた、オリジナルの小ネタも満載ですので、そちらも楽しんでいただければ幸いです。

　せん妄マイスター目指して、がんばってください‼

　　　　　　　　　　　　　岡山大学病院 精神科神経科　井上真一郎

謝辞
　本書の執筆に際し、岡山大学病院精神科リエゾンチームのメンバー（枝廣暁先生、木曽萌香先生、佐藤涼太先生、千田真友子先生、鳥越美沙子先生、中村敦俊先生、松井友紀子先生、三宅俊明先生、山田裕士先生、山田了士先生、横林恵理子先生、山口恵先生、廣部貴惠先生、井上尚子先生、神崎あかね先生、山本昌子先生、三牧好子先生、江角悟先生）、Team-Dのメンバー（田村利恵先生、市川あい先生、猪田宏美先生）、矢野智宣先生、そして学生の大藤有里紗さん（University of Debrecen）には、多くのご協力とご助言をいただきました。
　特に、横林恵理子先生には、私の無理難題な注文にもかかわらず、フリーハンドでたくさんのイラストをご作成・ご提供いただきました。
　また、奈良高校サッカー部の同級生である中西哲夫君（笑い飯・哲夫）には帯を書いていただき、同じくチームメイトの中井直政君とともに、全般的なご助言をいただきました。
　そして、中外医学社の上岡里織さま、上村裕也さまにも、細部にわたり適切にご指導をいただきました。
　ここに深く感謝の意を表します。本当にありがとうございました。

Contents

Practice:

練習問題【3問】

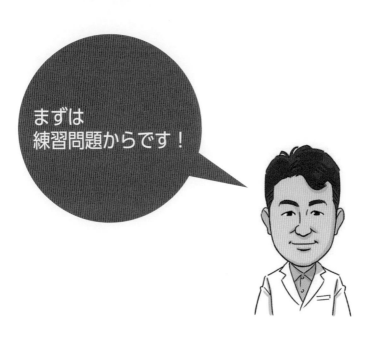

まずは
練習問題からです！

問A

中央の「？」に漢字1文字を入れて、4つの二字熟語を完成させてください。

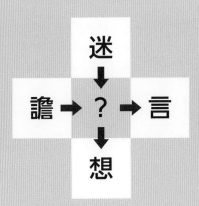

 問B

次の文章は、○でしょうか？　×でしょうか？

「振戦せん妄」という名のベルギービールがある。

📝 **Memo**

最初は、あくまでもジャブ（小手調べ）です。

問Aは、まさに本書のテーマです。
問Bは、お酒好きな人には少し簡単かも？

問A 解答 「妄」

- **譫妄** → 通常は、「せん妄」と表記します。「譫」とは、「うわごと」「たわごと」という意味。なんとか読むことはできても、絶対に書けません……。

- **妄想** → ありえない内容にもかかわらず、強い確信を持ち、事実や論理によって訂正することができない、主観的な信念のこと。せん妄では、よくみられる症状の１つです。

- **妄言** → 「もうげん」または「ぼうげん」と読みます。根拠のない、でまかせの言葉のことです。

- **迷妄** → 道理がわからず、事実でないことを事実と思い込むことをいいます。

問B 解答 ○

　これは、正解です。デリリウム・トレメンス（Delirium Tremens）というベルギービールがあり、ラテン語で「振戦せん妄」のことを指します。

　幻覚が見えることを、英語では「seeing pink elephants」と表現するそうで、このビールのラベルにはピンクの象が描かれています。ディズニー映画『ダンボ』でも、酔っ払ったダンボがピンクの象の幻覚を見るシーンがあり、ご存知かもしれません。

　ちなみに、私もこのビールを飲んでみましたが、残念ながら（？）幻覚は見えませんでした。

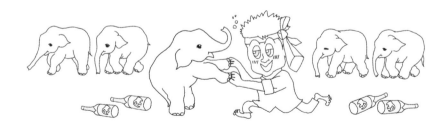

JCOPY 498-22940

問C 次の症例について、<u>考えられる診断名</u>を1つ選んでください。

　Aさんは70歳の主婦です。1週間前、買い物の途中で交通事故に遭い、両大腿骨と腰椎を骨折して入院しました。手術は無事に終わりましたが、1か月ほどベッド上安静が必要な状態です。入院5日目より元気がないことが多くなり、看護師や家族が話しかけてもあまり返事をしません。「私、何でここに居るのかしら」などと言うことがありますが、看護師が入院の経緯を説明すると「そうだったわね」と素直に納得します。毎週、楽しみにしていたテレビドラマにも興味がなくなってしまったようです。夜はジッと天井を眺めていてあまり眠っておらず、急に「早くお買い物に行かなくちゃ」とつじつまの合わないことを言うこともあります。

① 正常な精神・心理的反応
② 不安障害（神経症・パニック障害を含む）
③ 適応障害（抑うつ状態・心因反応）
④ うつ病
⑤ 認知症
⑥ せん妄
⑦ 統合失調症（精神病）
⑧ 人格障害
⑨ アルコール関連障害（離脱症候群を含む）

(Kishi, 2014)

> **Memo**
>
> 　2008年、「身体科の先生は、精神疾患への診断・対処能力をどのくらい持っているのか？」という疑問に関して、いくつかの架空症例を用いた質問紙調査が行われました。これは、その調査研究の一部を抜粋したものです。
>
> 　ここでは、当てはまる診断名だけでなく、多くの一般身体科医はいったい何を選択したのかについても、あわせて考えてみてください。

問C 解答 ⑥ せん妄

正解は、「せん妄」です。
まあ、この本のテーマでもあるので、さすがに簡単ですよね！

なお、この問題を155名の身体科の先生に出題したところ、下表のような結果になりました。
なんと、約半数の先生が、「適応障害(抑うつ状態・心因反応)」と答えています……。

2番目に多かった回答が「認知症」で、全体の20%。
「せん妄」と正解できた先生は、たったの12%しかいなかったのです。

この結果からもわかるように、せん妄はきわめて誤診の多い疾患です。この本を読んで、ぜひせん妄の知識を深めていただき、実臨床で正確に評価できるようにしてください！

回答率（%）	選択肢
54.2	適応障害（抑うつ状態・心因反応）
19.4	認知症
12.3	**せん妄**
6.5	正常な精神・心理的反応
4.5	うつ病
1.3	不安障害（神経症・パニック障害を含む）
1.3	統合失調症（精神病）
0.6	人格障害
0.0	アルコール関連障害（離脱症候群を含む）

一般身体科医における各選択肢の回答率

JCOPY 498-22940

Beginner:

初級編【20問】

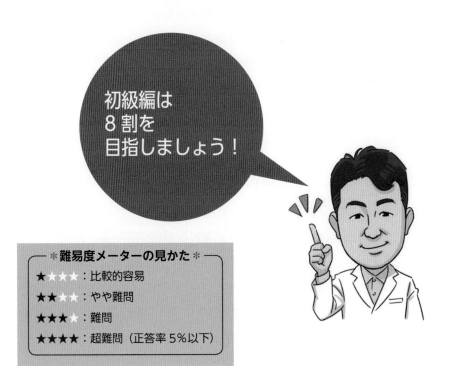

初級編は
8割を
目指しましょう！

●出題のジャンル●

JCOPY 498-22940

第1問

【難易度メーター】★★★

せん妄に関して、<u>誤っているもの</u>を2つ選んでください。

① 夜間に症状が増悪しやすい。
② 日や時間単位で発症する。
③ 幻視よりも幻聴のほうがみられやすい。
④ 意識障害を認める。
⑤ 必ず興奮を伴う行動異常がみられる。

📝 Memo

次の看護師さんどうしのやりとりに、たくさんのヒントが隠れています（朝10時のナースステーション）。

日勤看護師A:
「あら。まだ帰れそうにないの？」

夜勤看護師B:
「はぁ……。全然、記録が書けてなくて（涙）。」

日勤看護師A:
「夜勤、忙しかったんだぁ。」

夜勤看護師B:
「312号室のCさん。入院してからずっと落ち着いていたのに、昨夜にかぎって人が変わったかのように急に怒りっぽくなって……。話しかけても壁のほうを指してそっちばかり見ていたり、薬をすすめても『おまえが飲め！』なんて言われたりして……。一晩中、Cさんの対応でつきっきりだったの。もうヘトヘト。」

日勤看護師A:
「ホント？　さっき朝ご飯持っていったけど、いつも通り笑顔で挨拶をしてくれたわよ。」

夜勤看護師B:
「えーっ！！！　ありえないんだけど……。もう、勘弁してよー。」

日勤看護師A:
「そういえば、肝硬変で入院したDさんは大丈夫だった？」

夜勤看護師B:
「Dさんは、全く問題なかったわよ。でも、ずっとうつらうつらしていて、あまり眠れていなかったみたい。」

日勤看護師A:
「今もそんな感じ。朝からぼんやりしてるけど、時々『そろそろ行かなきゃ』とか、変なことを言ったりして……。」

解答　③，⑤

ここでは、 ✍Memo で示した看護師さんのやりとりをもとに考えていきましょう。

① 夜間に症状が増悪しやすい。　○
② 日や時間単位で発症する。　○

「昨夜にかぎって人が変わったかのように**急に怒りっぽくなって**」とあるように、せん妄は症状に日内変動がみられ、夜間に症状が悪化します。このような特徴から、「夜間せん妄」と呼ばれることがあります。また、せん妄は急性発症のため、「手術の翌日から言動がおかしい」とか、「夕方の16時頃から目つきがあやしい」のように、発症起点を日にちだけでなく時間まで特定できることもよくあります。

③ 幻視よりも幻聴のほうがみられやすい。　×

「話しかけても壁のほうを指してそっちばかり見ていたり」とあるように、せん妄では幻視が特徴的です。手で宙を払うような仕草があったり、キョロキョロと視線が動いたり、ジッとどこかを見ているにもかかわらず視線の先に何もなかったりする場合は、幻視を疑いましょう。ちなみに、統合失調症では幻視より幻聴が一般的です。

④ 意識障害を認める。　○

「さっき朝ご飯持っていったけど、**いつも通り笑顔で挨拶をしてくれたわよ**」とあるように、せん妄では軽度～中等度の意識障害を認めるため、夜間に不穏があったとしても、本人は全く覚えていなかったり、うろ覚えだったりすることがほとんどです。決して「わざと」「故意に」やっている言動ではありませんので、患者さんを責めないようにしましょう（「せん妄」を憎んで、「人」を憎まず）。

⑤ 必ず興奮を伴う行動異常がみられる。　×

「朝から**ぼんやりしてるけど**、時々『そろそろ行かなきゃ』とか、変なことを言ったりして」とあるように、興奮が顕著なせん妄だけでなく、ぼんやりして活動性が低下するタイプのせん妄（低活動型せん妄）もあるのです。

✍Memo のやりとりからわかるように、**夜勤の看護師さん**はせん妄に関する有用な情報をたくさん持っています。医師は、できれば夜勤の看護師さんがまだ残っておられる早朝に病棟に行くか、それが難しい場合は夜勤の看護師さんの看護記録に十分目を通しましょう。

第2問 【難易度メーター】★★★★

次のA、B、Cに当てはまる言葉を埋めてください（すべて<u>漢字2文字</u>）。

せん妄は、いろいろな要因が複雑に絡み合って発症します。したがって、せん妄を（　A　）因子、（　B　）因子、（　C　）因子という3つの因子で理解しておくことで、より効果的・効率的なアプローチが可能になります。

* （　A　）因子：「せん妄が起こりやすい素因」
* （　B　）因子：「せん妄の引き金となるもの」
* （　C　）因子：「せん妄を誘発しやすく、悪化・遷延化につながるもの」

📝Memo

　せん妄の「3因子」とは、1990年にLipowskiという先生が提唱した概念です。せん妄のアプローチを考える上でとても有用なため、ぜひ覚えておくことをオススメします！

　岡山大学病院精神科リエゾンチームは、2010年にせん妄対策を始めた頃、この3因子の重要性に目をつけました。ただ、「○○因子」という覚え方では単なる暗記になってしまうため、なにかイメージしやすいものがないか、チームのメンバーでアイデアを出し合って、「焚き火」の例えを思いつきました。

　焚き火が燃えるための3要素は、下地となる「薪」、火をつける「ライター」、そして火がつきやすくなったり燃え続けたりするための「油」です。
　この「薪」、「ライター」、「油」の3つが、せん妄で言うところの「3因子」となるのです。

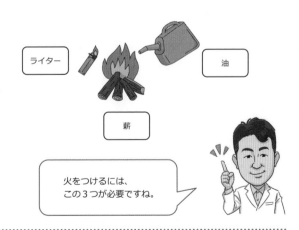

ライター

油

薪

火をつけるには、
この3つが必要ですね。

第2問

解答　A. 準備　B. 直接　C. 促進（または誘発）

📓**Memo** で触れたように、せん妄を焚火の「火」に例えてみます。「火」が燃えるためには、下地となる「薪」と、火をつける「ライター」、そして火がつきやすくなったり燃え続けたりするための「油」が必要です。せん妄では、以下のようになります。

> 「薪」＝準備因子、「ライター」＝直接因子、「油」＝促進因子

　準備因子は、「高齢」「認知症」「脳器質性疾患の既往」「せん妄の既往」「アルコール多飲」などのことです。これらを持つ患者さんは、せん妄になりやすいと言えるため、準備因子は「せん妄のリスク因子」と考えられます。

　直接因子は、「身体疾患」「薬剤」「手術」の3つです。なお、「薬剤」には、「アルコールの離脱」も含めてください。せん妄の患者さんでは、このうちの1つ、もしくは複数が重なって、それが直接的な引き金となってせん妄が起こっています。

　促進因子は、「不眠」「痛み」などの身体的苦痛、「不安」「抑うつ」などの精神的苦痛、「入院」「ICU」などの環境変化のことです。これらのマネジメントが不十分であれば、せん妄が起こりやすくなったり、長引いたり、悪くなったりしやすいと言えます。

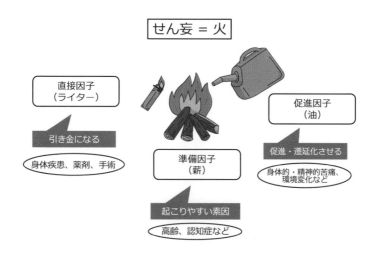

せん妄 ＝ 火

直接因子（ライター）／引き金になる／身体疾患、薬剤、手術

促進因子（油）／促進・遷延化させる／身体的・精神的苦痛、環境変化など

準備因子（薪）／起こりやすい素因／高齢、認知症など

第3問　【難易度メーター】★★★★

次の下線部を、それぞれ<u>準備因子</u>、<u>直接因子</u>、<u>促進因子</u>のいずれかに分類してください。

80歳の男性。1年くらい前から**物忘れ**が目立つようになった。家で転倒して大腿骨を骨折。整形外科に**入院**となり、**手術**を行った。術後、しきりに点滴の**ライン類**を気にするなど、**不安**な様子がみられた。また、**痛み**を強く訴えていた。夜になって**不眠**を認め、**ブロチゾラム（レンドルミン®）**を投与したが無効。夜になってつじつまの合わない言動がみられるなど、せん妄を発症した。

✎Memo

これは架空症例ですが、いかがでしょうか？
同じようなケースを経験したことはありませんか??

　一見、単なる術後せん妄のようにみえます。
　でも、もう一度よく読んでみてください。実は、一般的な術後せん妄ではなく、薬剤性せん妄が重なっているのです。つまり、ブロチゾラムの投与が結果的にせん妄の発症または悪化を招いたという、いわば「悪い対応」の典型例です。

　ただし、単にブロチゾラムの投与をやめればいい、というだけではありません。このケースで、せん妄の発症を防ぐためにできること・やるべきことは、実はたくさんあるのです。

　では、どのようなことでしょうか？
　その答えは、下線部を3因子に分類することで、自ずと見えてきます。

　準備因子は「せん妄が起こりやすい素因」、直接因子は「せん妄の引き金となるもの」、そして促進因子は「せん妄を誘発しやすく、悪化・遷延化につながるもの」でした。これを念頭に置いて、それぞれ分けてみましょう。

第**3**問

解答

準備因子: 80 歳、物忘れ
直接因子: 手術、ブロチゾラム（レンドルミン®）
促進因子: 入院、ライン類、不安、痛み、不眠

　せん妄にかかわるすべての医療者は、必ずせん妄の 3 因子（準備因子、直接因子、促進因子）について知っておく必要があります。なぜなら、せん妄の予防対策や、発症後の対応を行う上で、せん妄の 3 因子は絶対に欠かせない概念だからです。

　問題のケースを 3 因子で整理すると、実に多くの因子が重なっていることがわかります。このように、**せん妄は単一ではなく複数の因子が重なり、それらの足し算によって発症する**ことがほとんどです。そこで、実臨床におけるせん妄対策では、まず患者さんのせん妄発症に関するリスクを 3 因子に分類・整理し、可能な限りそれらを減らすことが求められます。つまり、せん妄対策とは、「リスクの引き算」と言えるのです。

　準備因子は、「高齢」や「認知症」など、その患者さんに備わった個体要因のため、取り除くことは不可能です。そこで、準備因子はせん妄のリスク評価に用います。そして、せん妄の準備因子をもつ患者さんはせん妄ハイリスクと考えられるため、なるべく直接因子と促進因子を取り除き、せん妄の発症閾値を超えないようにすることが大切です。

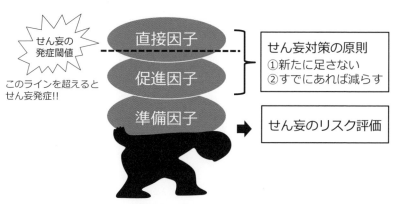

せん妄対策は「リスクの引き算」!!

JCOPY 498-22940

第4問 【難易度メーター】★★☆☆

次のうち、せん妄の促進因子をすべて選んでください。

便秘　　不眠　　せん妄の既往　　尿閉　　認知症　　身体拘束
肺炎　　ICU　　手術　　痛み　　気分の落ち込み

·····✏️Memo ·····

　ここに挙げた項目は、すべてせん妄の発症に関連するもので、準備因子、直接因子、促進因子のいずれかです。

　この中で、促進因子をすべて、過不足なく選んでください。

　せん妄の促進因子は、「せん妄を誘発しやすく、悪化・遷延化につながるもの」のことでした。大きく分けると、「身体的苦痛」（ただし、身体疾患や手術を除く）、「精神的苦痛」、「環境変化」の3つになります。つまり、それらに該当するものを抜き出せばよい、ということです。

　なお、せん妄の促進因子は、**「不快」**または**「非日常」**がキーワードです。心身の不快な状態や非日常的な環境が、せん妄の悪化につながると考えられるのです。

　入院すると、家での生活のありがたさが、とてもよくわかりますよね……。

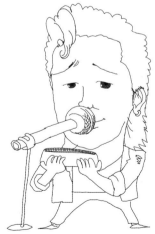

何でもないようなことが〜 幸せだったと思う〜♪

解答 便秘、不眠、尿閉、身体拘束、ICU、痛み、気分の落ち込み

せん妄における代表的な促進因子は、次の通りです。ぜひ覚えておきましょう。

身体的苦痛

不眠、疼痛、便秘、尿閉、不動化、ドレーン類、身体拘束、視力・聴力低下など

精神的苦痛

不安、抑うつなど

環境変化

入院、ICU、明るさ、騒音など

「ICU せん妄」という言葉、聞いたことがあるかもしれません。ただし、これはあたかも ICU がせん妄を引き起こしたかのように誤解されるため、今はあまり使われていません。「ICU」はせん妄の直接因子ではなく、促進因子です。ICU でみられるせん妄の直接因子は、敗血症で入室したのであれば敗血症、術後であれば言うまでもなく手術となります。

✎**Memo** でも触れたように、促進因子のキーワードが「非日常」だとすれば、ICU は非日常の最たるものです。ICU には数え切れないほどの促進因子があるため、せん妄の発症は避けて通れないのかもしれません。ただし、だからこそできる対策もたくさんあるのです！

・無機質な部屋	・4点柵
・明るさ	・搬送音
・面会制限	・モニター音
・強制臥床	・アラーム音
・輸液ルート	・痛み
・胃管	・便秘
・ドレーン	・尿閉
・カテーテル	・掻痒感
・抑制帯	・不眠
・ミトン	・不安
・つなぎ服	・抑うつ

ICU における促進因子

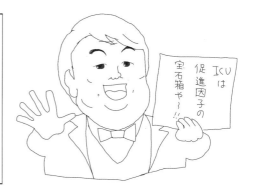

JCOPY 498-22940

第**5**問 【難易度メーター】★★★

せん妄へのアプローチについて、<u>正しいものを2つ</u>選んでください。

① せん妄の予防では、準備因子を取り除くことが重要である。
② せん妄の治療において、抗精神病薬などによる薬物療法は、あくまでも対症療法である。
③ 促進因子の除去には、医師、看護師のみならず、家族もかかわる。
④ 入院患者がせん妄を発症した場合、ただちに促進因子の少ない自宅へ退院させるのがよい。
⑤ せん妄に対する薬物療法を行い、症状が落ち着いた場合、すみやかに薬剤を中止する。

🖊️**Memo**

ここまで、せん妄の3因子について詳しく学んできました。
第5問は、その知識を総動員すれば、必ず正解できると思います。
今回はノーヒントで、ぜひがんばってください！

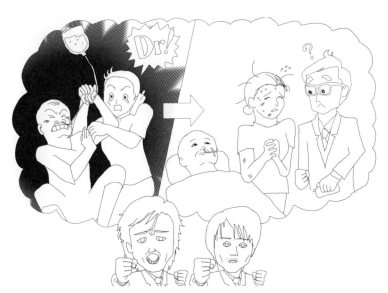

「悲しいとき〜　悲しいとき〜
患者さんが不穏になって、あわてて先生を呼んだのに〜
先生が来たときには、すでに落ち着いているとき〜」

解答　②, ③

① **せん妄の予防では、準備因子を取り除くことが重要である。**　×

　準備因子は、「高齢」や「認知症」など、その患者さんに備わった個体要因のため、取り除くことは不可能です。

② **せん妄の治療において、抗精神病薬などによる薬物療法は、あくまでも対症療法である。**　○

　せん妄を治すための最も重要なアプローチは、直接因子の除去に他なりません。実臨床では、どうしても薬物療法に関心が向いてしまいますが、薬物療法はあくまでも対症療法です。焚き火の例えで言うと、薬を投与することは、燃えている火に水をかけているだけにすぎず、決して根本的な解決にはなりません。

③ **促進因子の除去には、医師、看護師のみならず、家族もかかわる。**　○

　「何が本人にとって不快か」「非日常なのか」については、患者さんのことをよく知るご家族こそがキーパーソンと言えるでしょう。ちなみに、直接因子の除去は、主に医師や薬剤師が担うことになります。

④ **入院患者がせん妄を発症した場合、ただちに促進因子の少ない自宅へ退院させるのがよい。**　×

　一見すると、正しく見えます。確かに、促進因子を取り除くことはとても大切ですが、直接因子が残っているのに退院しても、せん妄は決してよくなりません。例えば、入院中に誤嚥性肺炎になり、せん妄を起こしたからといって、すぐに退院させるでしょうか？　そんなこと、できませんよね……。

⑤ **せん妄に対する薬物療法を行い、症状が落ち着いた場合、すみやかに薬剤を中止する。**　×

　これも一見正しいように思えますが、一度投与した薬をいつまで続けるかについては、「1週間くらい」「退院まで」といった、漠然とした基準で判断してはいけません。また、「症状がおさまったから」と考えて薬を中止した場合、まだライター（直接因子）が残っていればそれが火種となり、しばらくするとまた火がついてしまいます。そこで、直接因子が取り除かれた段階で少しずつ薬を減らしていき、本当に火種が残っていないか、つまりせん妄が再燃しないかどうかを確認する、というプロセスを踏むことが重要です。

JCOPY 498-22940

第6問 【難易度メーター】★★★

次に示したのは、令和2年度に新設された「せん妄ハイリスク患者ケア加算」のチェックリストです。A、B、Cを埋めてください。

せん妄のリスク因子の確認

☐ 1. 70歳以上
☐ 2. 脳器質的障害
☐ 3. （ A ）
☐ 4. アルコール多飲
☐ 5. （ B ）
☐ 6. リスクとなる薬剤（特に C ）の使用
☐ 7. 全身麻酔を要する手術後又はその予定があること

Memo

6番目の「リスクとなる薬剤」ですが、これはいわゆる「せん妄ハイリスク薬」のことです。ただし、分類方法によっては、直接因子に入ることもあります。

せん妄ハイリスク薬の中でも、特にこのCが挙げられているのは、せん妄を起こす可能性が高いだけでなく、他の薬に比べてCを内服している患者さんが圧倒的に多いからです。

抗コリン作用のある薬剤	抗コリン薬
	抗ヒスタミン薬（H$_2$ブロッカー含む）
	抗うつ薬（特に三環系抗うつ薬）
	抗精神病薬（特にフェノチアジン系抗精神病薬）
	頻尿治療薬
（ C ）	
抗パーキンソン病薬	
気分安定薬	
抗てんかん薬	
循環器系薬（降圧薬、抗不整脈薬など）	
鎮痛薬（麻薬性および非麻薬性）	
副腎皮質ステロイド	
気管支拡張薬	
免疫抑制薬	
抗菌薬	
抗ウイルス薬	
抗がん剤	

せん妄ハイリスク薬（詳細は第26問を参照）

解答 A．認知症　B．せん妄の既往
C．ベンゾジアゼピン系薬剤

　今や、**せん妄は予防の時代**です。適切な予防対策を行うことで、せん妄の発症を防いだり、せん妄の重症度を下げたりすることが可能となります。

　まず、患者さんが入院した際、この問題文にある「せん妄のリスク因子の確認」の7項目を評価します。そして、1つでも該当すれば「せん妄ハイリスク」と考えられるため、次の「ハイリスク患者に対するせん妄対策」を行うことになります。

　ここでは、Cの「ベンゾジアゼピン系薬」について解説します（本書では、以後「ベンゾジアゼピン受容体作動薬」と表記します）。ベンゾジアゼピン受容体作動薬は、効果の面から、「抗不安薬」と「睡眠薬」の2つに分けられます。「抗不安薬」は抗不安作用が強く、「睡眠薬」は抗不安作用よりも睡眠作用のほうが強い薬です。

　ベンゾジアゼピン受容体作動薬は、せん妄を惹起・悪化させるリスクがあるため、すでに内服している患者さんは「せん妄ハイリスク」と考えられます。ベンゾジアゼピン受容体作動薬を内服している患者さんは多いため、どのような薬がそれに該当するのかについて、医師や薬剤師でなくても大まかに知っておくのがよいでしょう。

	作用時間	一般名	代表的な商品名
睡眠薬	短	トリアゾラム	・ハルシオン®
		ゾピクロン	・アモバン®
		ゾルピデム	・マイスリー®
		エスゾピクロン	・ルネスタ®
		ブロチゾラム	・レンドルミン®
		ロルメタゼパム	・ロラメット®　・エバミール®
		リルマザホン	・リスミー®
	中・長	フルニトラゼパム	・サイレース®
		エスタゾラム	・ユーロジン®
		ニトラゼパム	・ベンザリン®　・ネルボン®
		クアゼパム	・ドラール®
抗不安薬	短	クロチアゼパム	・リーゼ®
		エチゾラム	・デパス®
		トフィソパム	・グランダキシン®
	中・長	ブロマゼパム	・レキソタン®　・セニラン®
		ロラゼパム	・ワイパックス®
		アルプラゾラム	・コンスタン®　・ソラナックス®
		ロフラゼプ酸エチル	・メイラックス®
		ジアゼパム	・セルシン®　・ホリゾン®
		クロキサゾラム	・セパゾン®
		クロルジアゼポキシド	・バランス®　・コントール®

ベンゾジアゼピン受容体作動薬

JCOPY 498-22940

第7問　【難易度メーター】★★★

入院した患者さんのお薬手帳を確認すると、以下のような「せん妄ハイリスク薬」を内服していることがわかりました。A、B を埋めてください。

> ・ガスター®
> ・トリプタノール®
> ・マイスリー®

これらの薬剤のうち、ベンゾジアゼピン受容体作動薬は（　　A　　）である。せん妄対策の観点から、もし可能であれば、この（　　A　　）は中止することが望ましい。

ただし、ベンゾジアゼピン受容体作動薬を急に中止すると、場合によっては離脱症状が出現することがある。

離脱症状のリスクを評価するために、以下の3つの項目を確認する必要がある。

1. 内服量　　2. 内服（　　B　　）　　3. 内服頻度

Memo

　ベンゾジアゼピン受容体作動薬を内服している場合、可能な限り減量や中止を試みる必要があります。ただし、一口に減量・中止と言っても、決して一筋縄ではいきません……。

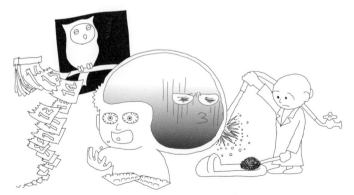

『ベンゾ掃除』をお忘れなく…

第7問

解答

A. マイスリー®　　B. 期間
（ちなみに、マイスリーの元ネタは「<u>MY SLEEP</u>」です）

　ベンゾジアゼピン受容体作動薬を内服している患者さんは「せん妄ハイリスク」と考えられるため、可能であれば減量・中止や他剤への変更を行います。

　ただし、その際に問題となるのが離脱症状です。**内服中のベンゾジアゼピン受容体作動薬がすでに依存を形成している場合、急な減量・中止によって反跳性不眠や不安・焦燥、自律神経症状、せん妄などの離脱症状をきたす可能性がある**のです。そこで、①内服量、②内服期間、③内服頻度の3つを確認します。そして、内服量が多いほど、内服期間が長いほど、また頓服での使用ではなく定期内服であるほど、依存は形成されやすいと考えられます。

　岡山大学病院では、「6か月以上、定期内服しているかどうか」を内服継続か否かの判断基準としています。例えば、「10年前から毎日デパス®を飲んでいます。」という患者さんでは、中止によって離脱症状が出る可能性が高いため、そのまま内服を続けてもらいます。

　ただし、「入院が決まって不安になり、先月から寝る前に時々デパス®を飲んでいます。」といった場合、まだ依存は形成されていないと考えられるため、積極的にデエビゴ®やベルソムラ®などへの変更を検討しています。ぜひ参考にしてください。

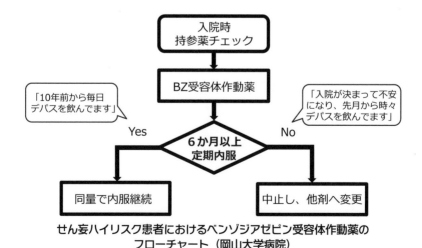

せん妄ハイリスク患者におけるベンゾジアゼピン受容体作動薬の
フローチャート（岡山大学病院）

第8問 【難易度メーター】★★★

認知症の有無を評価する際、認知症の専門家が特に重視している所見は、次のうちどれでしょうか？　1つ選んでください。

① 本人の話
② 家族の話
③ HDS-R（改訂長谷川式簡易知能評価スケール）の点数
④ 頭部 CT 検査
⑤ 脳血流 SPECT 検査

✎Memo

　この問題を解くカギは、認知症の定義にあります。認知症とは、「一度正常に達した認知機能が、後天的な脳の障害によって持続的に低下し、日常生活や社会生活に支障をきたすようになった状態」のことです。

　この「認知機能」とは、記憶だけでなく、複雑性注意や実行機能、社会的認知など、幅広い領域を含みます。つまり、認知症イコール物忘れではなく、例えば「料理の段取りが悪くなった（実行機能障害）」などのエピソードもよくみられるのです。

　そう考えると、認知症かどうかを判断するためには、以前の本人の生活ぶりと比べて変化があるかどうか、これまでできていたことができなくなっていないか、生活に支障をきたしているかどうかなどを確認することが必要です。もう、おわかりですね！

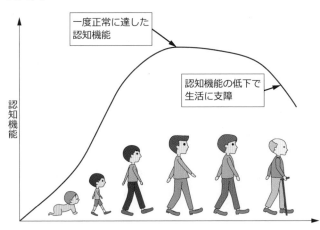

一度正常に達した
認知機能

認知機能の低下で
生活に支障

認知機能

解答　②

① 本人の話　×

　認知症で最も多いのは、アルツハイマー型認知症です。アルツハイマー型認知症の患者さんは物忘れの自覚が乏しく、表面的な内容しか聴取できない場合も多いため、本人の話だけで認知症の有無を診断することは難しいと言えるでしょう。

② 家族の話　〇

　ご家族は、患者さんの変化について客観的に把握していることが多く、生活上の支障も含めて、特に重視する所見と考えられます。

　ただし、ご家族が同居していない場合や、同居していても顔を合わせることが少ないなど、患者さんへの関心が低い場合では注意が必要です。

③ HDS-R（改訂長谷川式簡易知能評価スケール）の点数　×

　HDS-R については、カットオフを 20/21 とすることが多く、20 点以下であれば認知症の疑いがあるとされています。ただし、認知症でなくても、集中力や意欲が低下している場合は点数が低くなることがあり、逆に点数が 20 点を超えていても認知症のこともあるのです。専門家は、どの部分で失点しているかに注目しており、決して HDS-R の総得点だけで認知症の有無を診断しているわけではありません。

④ 頭部 CT 検査　×

　頭部 CT 検査で顕著な脳萎縮を認めたとしても、認知症と診断できるわけではありません。逆に、脳萎縮をあまり認めないような認知症の患者さんもいるのです。

　頭部 CT 検査では、正常圧水頭症や慢性硬膜下血腫などの treatable dementia（治療可能な認知症）を除外することが重要な目的です。

⑤ 脳血流 SPECT 検査　×

　脳血流 SPECT 検査によって、血流低下の分布を把握することができます。ただし、あくまでも認知症の詳しい鑑別を行う際に必要な検査と言えるでしょう。

　以上より、せん妄ハイリスク患者ケア加算に基づいて認知症の有無をチェックする際、できるだけご家族からの評価を重視するのがよいでしょう。次ページに、岡山大学病院が用いている OLD（初期認知症徴候観察リスト）を掲載しますので、ぜひ参考にしてください。

参考

◆ご家族の方へ◆
患者さまの日頃のご様子について、当てはまる方に○をつけてください。

記入日：　　　　年　　　月　　　日

患者氏名		男　・　女　[年齢：＿＿＿＿＿歳]	
1	いつも日にちを忘れている ―今日が何月何日かわからないなど	はい	いいえ
2	時間の観念がない ―時間（午前か午後さえも）がわからないなど	はい	いいえ
3	少し前のことをしばしば忘れる ―朝食を食べたことを忘れているなど	はい	いいえ
4	最近聞いた話を繰り返すことができない ―昨日、伝えたことなどを思い出せない	はい	いいえ
5	同じことを言うことがしばしばある ―1日のうちでも、同じ話や質問を繰り返しする	はい	いいえ
6	いつも同じ話を繰り返す ―誰かに会うと、いつも同じ話（昔話など）を繰り返しする	はい	いいえ
7	特定の単語や言葉が出てこないことがしばしばある ―普段使い慣れた言葉が出てこないなど	はい	いいえ
8	本人の答えから、質問を理解していないことがうかがえる ―質問に対する答えが的外れで、かみあわないなど	はい	いいえ
9	話の脈絡をすぐに失う ―話があちこち飛ぶ	はい	いいえ
10	本人の会話をこちらが理解することがかなり困難 ―本人の話している内容が分かりにくいなど	はい	いいえ
11	話のつじつまを合わせようとする ―答えの間違いを指摘され、言いつくろおうとする	はい	いいえ
12	家族に依存する様子がある ―本人に質問すると、家族の方を向くなど	はい	いいえ

OLD（初期認知症徴候観察リスト）

　認知症があるかどうかについて、「認知症診断名の有無」や「抗認知症薬内服の有無」だけで判断しようとすると、多くの「隠れ認知症」を見逃すことになります。そこで、認知症（認知機能低下）の評価については、ツールを使うことをオススメします。

　ただし、例えば「改訂長谷川式簡易知能評価スケール（HDS-R）」で評価するのは、多くの時間や労力が必要となるため、決して現実的ではありません。また、いかに簡便な評価ツールでも、忙しい看護師さんの業務量を増やすことはできる限り避けるべきです。

　そこで、この問題を一気に解決するのが、**短時間で実施できる評価ツールをご家族にお渡しし、ご家族につけていただくことです。**そうすれば、看護師さんの負担が減るだけでなく、より正確な評価が可能となります。

　岡山大学病院では、認知機能低下の有無の評価として、**「OLD（初期認知症徴候観察リスト）」**というツールを実施しています。入院が決まった外来の時点で、「入院のしおり」と一緒にOLDの用紙をお渡しし、入院までに記載していただくようご家族にお伝えしています。そして、入院時に看護師さんがご家族からOLDの用紙を受け取り、4点以上で「認知機能低下あり」にチェックをつけ、その項目内容をケアに活かすようにしています。

ブレイクタイム

＊ Break Time ＊

　せん妄の薬物療法では、抗精神病薬や抗うつ薬、睡眠薬などの向精神薬をよく用います。そこで、この「ブレイクタイム」では、向精神薬のチラシの変遷について、私見も交えて紹介してみたいと思います。

　（向精神薬とは、中枢神経に作用して、精神機能にさまざまな影響をおよぼす薬のことです。具体的には、抗精神病薬、抗うつ薬、気分安定薬、抗不安薬、睡眠薬、抗認知症薬などがあります。）

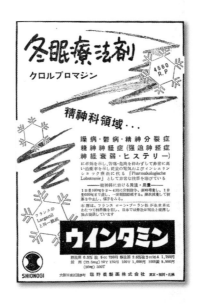

　まずは、1960 年代です。

　最初に世に出た抗精神病薬は、クロルプロマジン（コントミン®、ウインタミン®）です。それまで、統合失調症の患者さんには、インスリンショック療法やロボトミー手術（前頭葉白質切截術）などの侵襲的な治療ばかり行われてきました。そこに、クロルプロマジンが登場したことによって、薬物療法への期待が一気に高まったのです。

　今でもクロルプロマジンは、統合失調症や不眠症だけでなく、吃逆などに使われることもあります。また、「CP 換算（クロルプロマジン換算）」といって、各抗精神病薬の強さを評価するのに、クロルプロマジン 100 mg と等価になる用量で比較されています。

JCOPY 498-22940

　ちなみに、「ウインタミン®」という商品名は、「ウインター眠」、つまり「冬眠」から来ているようです。実際、添付文書の効果・効能にも「人工冬眠」と書かれています。確かに、鎮静効果が強い薬ですよね……。

　次に、1970 年代です。向精神薬のチラシは、人の顔写真などが主流になってきます。

　ここでは、抗うつ薬の「トリプタノール®」を紹介します。表情が乏しく、いかにもうつ病の患者さんという感じです。

　このチラシには「仮面デプレッション」と書かれていますが、今も「仮面うつ病」としてよく知られています。これは、精神症状よりも身体症状が目立つうつ病のことで、「精神症状が仮面でマスクされる」という意味で、「仮面うつ病」と呼ばれています。もちろん、「仮面うつ病」もうつ病ですので、抗うつ薬の治療で症状が改善します。

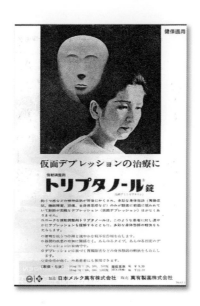

　いかがでしょうか？　仮面が描かれていると、少し不気味な感じになりますね。
　ちなみに、私にはどうしても、映画『犬神家の一族』が思い出されてなりません。

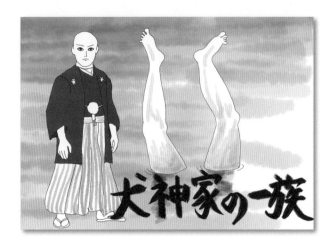

1980 年代からは、かなりインパクトの強いものが目立つようになりました。

　例えば、「アンプリット®」という抗うつ薬です。このチラシ、漢字を見ただけで、うつになりそうです。「譫妄」もなかなか書けませんが、「鬱」もかなり難しいですね……。

　ちなみに、「リンカーンはアメリカンコーヒーを 3 杯飲んだ→リン（林）カーン（缶）は（ワ）アメリカン（※）コーヒー（コヒ）を 3（三）杯飲んだ」と覚えると、簡単に書けるそうです。

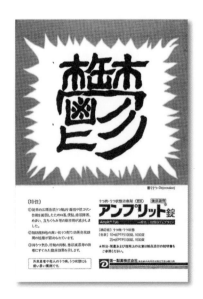

JCOPY 498-22940

第9問

【難易度メーター】★★★★

次のやりとりの中で、アルツハイマー型認知症らしい部分を3つ抜き出し、その理由を簡単に説明してください。

医師: ○○さん、最近は物忘れを感じますか？
患者: そうですなあ。もう歳ですからなあ（ニコニコ笑う）。
医師: 物忘れがあると、ずいぶん困るでしょう？
患者: いえ、困ることはないですよ。
医師: 今日何月何日か、わかりますか？
患者: いやあ、急に言われても……。もう退職して、アレなんで……。
医師: では、最近のニュースで、何が一番気になりましたか？
患者: そうですなあ。最近は新聞を読みませんからなあ。
医師: なるほど。ところで、昨日の夕食は何でしたか？
患者: 何だったかなあ。ほれ。（家族のほうを向く）

✎ Memo

認知症の有無を評価するには、ご家族からの話が重要です。ただし、実臨床では、なかなかご家族と話ができないこともあります。その場合、患者さんとのやりとりから認知症の可能性に気づけるかどうかがポイントになります。

高齢の患者さんと接する際には、何気ないやりとりであっても、常に認知症の可能性を頭に入れ、しっかりアンテナを立てておくことが重要です。

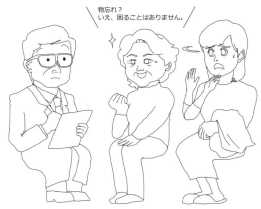

物忘れ？
いえ、困ることはありません。

「物忘れはありません！」
と言う患者さんの後ろで、
首を大きく振るご家族

①「ニコニコ笑う」: 愛想がよい

アルツハイマー型認知症の人は、ニコニコと愛想よく話すという特徴があります。したがって、一見するとこちらの言うことを理解しているように見えるため、十分注意が必要です。

②「いえ、困ることはないですよ」: 病識の欠如

アルツハイマー型認知症の人は、病識（自分が病気であるという認識）が欠如していることが多く、物忘れで困るかどうかを尋ねても「困ることはない」と答える人がほとんどです。

③「何だったかなあ」: 記憶障害（特に近時記憶障害）

数時間前や数日前など、最近の出来事を忘れるようになります。なお、「夕食で食べたものを忘れる」のではなく、「夕食を食べたこと自体を忘れる」のように、エピソードそのものがゴッソリ抜けやすくなります。

④「いやあ、急に言われても……」: 見当識障害

日にちや場所がわからなくなるという、見当識障害がみられることがあります。

⑤「アレなんで」: 失語

使い慣れている言葉が出てこなくなり、「あれ」「これ」「それ」といった代名詞が増えるようになります。

⑥「最近は新聞を読みませんからなあ」: 取り繕い

答えられない質問をされた際、それを誤魔化すために、相手に話を合わせてその場をうまく切り抜けようとします。アルツハイマー型認知症の人は、病状がすすんでも社会性は比較的保たれるため、取り繕いがとてもよくみられます。

⑦ 家族のほうを向く: 取り繕い

答えられない質問をされた際、一緒に来ているご家族のほうを振り向いて、代わりに答えてもらおうとすることがあります。代表的な取り繕いの1つで、head turning sign（振り向き動作）という名前がつくほど典型的です。

第**10**問　【難易度メーター】★★☆☆

「せん妄ハイリスク患者ケア加算」では、せん妄のリスク因子として「アルコール多飲」が挙げられています。この「アルコール多飲」の基準とは、次のうちどれでしょうか？　1つ選んでください。

① ビール中瓶1本/日　以上
② 日本酒1合/日　以上
③ チューハイ（7%）350 mL 缶1本/日　以上
④ ウイスキーダブル1杯/日　以上
⑤ 明確な基準はない

📝Memo

　かつて私は、高知の下司（げし）病院で勤務していたことがあります。下司病院は、「断酒会発祥の地」として全国的に有名で、患者さんのほとんどはアルコール依存症でした。

　下司病院の外来では、患者さんが診察室を出るたびに、看護師さんが消臭剤を数回プッシュしていました。お酒のにおいが気になったのかと思いきや、「次の患者さんにアルコール臭があるかどうか、1回リセットしないとわからないでしょ。」と言われ、なるほどなぁと思った覚えがあります。

　しかし、高知には大酒家が多かったです（あくまでも、個人の感想です）。人は優しく、食べ物もお酒もとても美味しく、私は今でも高知が大好きです。

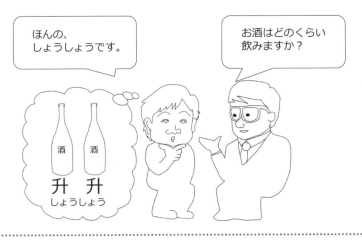

解答 ⑤

　①～④は、厚生労働省が「節度ある適度な飲酒」として定める、1日平均純アルコール20gに該当する飲酒量です。これは、大規模な疫学研究をもとに算出されています。ただ、せん妄ハイリスク患者ケア加算では、せん妄のリスク因子として「アルコール多飲」が挙げられているものの、その基準は明確にされておらず、ここに大きな落とし穴があります。

　例えば、毎日ビールを500mL×2缶飲んでいる患者さんが入院した場合、お酒好きな看護師さんと、下戸の看護師さんとでは、当然ながら「アルコール多飲」の評価が異なります。そこで、評価者によって判断がばらつかないように、一定の基準を定めておくべきです。

　岡山大学病院では、以下のように「AUDIT-C」を用いています。飲酒歴のある患者さんに必ず実施しており、6点以上で「アルコール多飲」と評価しています。なお、「アルコール多飲」に該当する場合、**アルコール離脱症状の既往や連続飲酒の有無、最終飲酒日**などについても確認しています。

◆飲酒歴についての確認◆

1. あなたはアルコール含有飲料をどのくらいの頻度で飲みますか？
①飲まない（0点）②月に1度以下（1点）③月に2～4度（2点）④週に2～3度（3点）⑤週に4度以上（4点）

2. 飲酒するとき、通常どのくらいの量を飲みますか？
①0～2ドリンク（0点）②3～4ドリンク（1点）③5～6ドリンク（2点）④7～9ドリンク（3点）⑤10ドリンク以上（4点）
・ドリンク数の換算は以下の通り

種類	量	ドリンク数	種類	量	ドリンク数
ビール (5%)	コップ（180 ml）1杯	0.7	チューハイ (7%)	350 ml缶1本	2.0
	小瓶/350 ml 1本	1.4		500 ml缶1本	2.8
	中瓶/500 ml 1本	2.0	カクテル類 (5%)	コップ（180 ml）1杯	0.7
日本酒 (15%)	1合（180 ml）	2.2		350 ml缶1本	1.4
	お猪口（30 ml）1杯	0.4		500 ml缶1本	2.0
焼酎（20%）	1合（180 ml）	2.2	ワイン (12%)	ワイングラス（120 ml）1杯	1.2
（25%）	1合（180 ml）	3.6		ハーフボトル（357 ml）1本	3.6
ウイスキー (40%)	シングル水割り1杯（原酒 30 ml）	1.0		フルボトル（750 ml）1本	7.2
	ダブル水割り1杯（原酒 60 ml）	2.0	梅酒 (15%)	1合（180 ml）	2.2
	ショットグラス（30 ml）1杯	1.0		お猪口（30 ml）1杯	0.4
	ポケットビン（180 ml）1本	5.8			

3. 1度に6ドリンク以上（ビール1500 mlや日本酒・焼酎3合以上）飲酒することがどのくらいの頻度でありますか？
①ない（0点）②月に1度未満（1点）③月に1度（2点）④週に1度（3点）⑤ほぼ毎日（4点）

AUDIT-C（アルコール使用障害同定テスト）

(Babor TF, et al. AUDIT: The Alcohol Use Disorder Identification Test: Guidance for Use in Primary Health Care. WHO; 1992／尾崎米厚. 平成24年度厚生労働科学研究費補助金循環器疾患・糖尿病等生活習慣病対策総合研究事業「我が国における飲酒の実態把握およびアルコールに関する生活習慣病とその対策に関する総合的研究」. 平成24年度総括研究報告書.

第**11**問　【難易度メーター】★★★★

次の既往歴のうち、せん妄のリスクを評価する上で、特に聞き取りが必要な項目はどれでしょうか？　1つ選んでください。
ただし、ベンゾジアゼピン受容体作動薬は内服していないものとします。

① 糖尿病
② 気管支喘息
③ 白内障
④ 食道がん手術歴
⑤ 高血圧

✎Memo

　この問題では、5つの選択肢がありますが、いずれもそれ自体がせん妄のリスク因子になるわけではありません。ただし、少し突っ込んで聞き取りを行うと、せん妄ハイリスク患者ケア加算で挙げられている、「せん妄のリスク因子」の1つにたどりつくかもしれない項目があるのです。

　以下、「せん妄のリスク因子」を再掲します。
　ぜひ、想像力をはたらかせてみてください！

せん妄のリスク因子

☐　1.　70歳以上
☐　2.　脳器質的障害
☐　3.　認知症
☐　4.　アルコール多飲
☐　5.　せん妄の既往
☐　6.　リスクとなる薬剤（特にベンゾジアゼピン系薬剤）の使用
☐　7.　全身麻酔を要する手術後又はその予定があること

「せん妄ハイリスク患者ケア加算」より

第11問

解答　④食道がん手術歴

Memo で示した「せん妄のリスク因子」の中でも、「**認知症**」および「**せん妄の既往**」は、特にせん妄の発症リスクが高いことが知られています。したがって、この2つは必ず評価漏れのないように注意しましょう。

すでに認知症の評価方法については何問か出題し、OLD についても具体的に紹介しました。では、「せん妄の既往」についてはどうでしょうか？　「そんなの、カルテや紹介状をみればすぐにわかるよ」と思ったあなた。よく思い出してみてください。せん妄が「既往歴」に記載されていることって、本当に見た経験はありますか？

本問のように、例えば食道がんで手術歴がある場合、術後にせん妄がなかったかどうかについて、積極的に確認することです。その際、患者さん自身はせん妄になったことを覚えていない場合が多いため、ご家族に尋ねるのがよいでしょう。ただし、ご家族は必ずしも「せん妄」という言葉を知らないため、なるべくわかりやすい表現を使って、具体的に尋ねてみることが大切です。

せん妄の既往を把握することは、「せん妄ハイリスク」として一般的な予防対策につながるだけではありません。前にせん妄を発症した際の治療薬やその用量がわかれば、今回せん妄を発症した際の参考にできるのです。

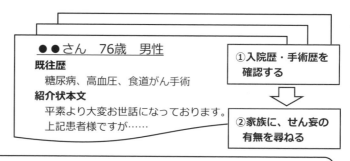

「せん妄の既往」の把握のしかたとそのメリット

JCOPY 498-22940

第12問　【難易度メーター】★★★

せん妄と認知症の違いについて、正しいほうに○をつけてください。

	せん妄	認知症 (特にアルツハイマー型認知症)
発症様式	（　急性　　慢性　　）	（　急性　　慢性　　）
意識障害	（　あり　　なし　　）	（　あり　　なし　　）
日内変動	（　多い　　少ない　　）	（　多い　　少ない　　）
幻視	（　多い　　少ない　　）	（　多い　　少ない　　）

注: せん妄と認知症の対比で考えてください。

📝 Memo

　せん妄と認知症は、実臨床でよく混同されます。その理由は、記憶障害や見当識障害など、両者に共通する特徴がたくさんあるからです。

　例えば、入院中の患者さんに記憶障害を認めた場合、それがせん妄か認知症かを正確に鑑別するためには、この表を頭にたたき込んでおくとよいでしょう。

　家で生活している時から物忘れがひどく、食事したことを忘れてしまう場合は、認知症と言えます。それに対して、ふだんはとてもしっかりしており、入院してから急に物忘れが出てきた場合は、せん妄の可能性が高いのです。

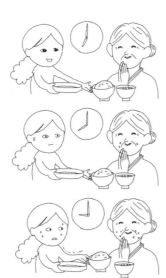

「うちのおばあちゃん、ふだんから
よくご飯食べたことを忘れます…」
(3回目の朝食)

第**12**問

解答 　下表の通り

	せん妄	認知症 (特にアルツハイマー型認知症)
発症様式	急性	慢性
意識障害	あり	なし
日内変動	多い	少ない
幻視	多い	少ない

せん妄と認知症の違い

すでに述べたように、せん妄と認知症は、実臨床でとてもよく間違えられます。せん妄を認知症と判断してしまうと、いったい何がよくないのでしょうか？

せん妄は、その原因を取り除くことで、十分治る可能性があります。例えば、低 Na 血症が原因のせん妄であれば、Na の補正でせん妄はよくなりますし、ステロイドによるせん妄では、その減量・中止によってせん妄からの回復が見込めます。

一方、認知症は基本的に治りません。例えば、認知症の中で最も多いアルツハイマー型認知症は、進行性の神経変性疾患のため根本的な治療は未だなく、対症療法が中心になります。

したがって、**せん妄であるにもかかわらず認知症と判断すると、対症療法のみに終始することとなり、治せるはずのせん妄を放置してしまうことになる**のです。

そこで、両者の違いについて理解しておくことは、正確な鑑別につながります。繰り返しになりますが、この表を必ず頭にたたき込んでおきましょう。

ちなみに、実臨床では、せん妄か認知症かよくわからないことがしばしばあります。その場合、何をおいても**まずせん妄の可能性を考え**、確実に直接因子の精査を行いましょう。理由としては、治せるはずのせん妄を放置しないことが何よりも大切だからです。

JCOPY 498-22940

第13問 【難易度メーター】★★★★

次の9文字でイメージされる、せん妄とよく間違われる疾患は何でしょうか？

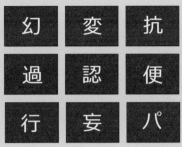

幻	変	抗
過	認	便
行	妄	パ

✏️Memo

大ヒントです。

「**幻**」→幻視、「**変**」→日内変動、「**認**」→認知機能低下

まさに、せん妄とそっくりですね。

　ちなみに、この疾患でみられる幻視は「人や動物」であることが多く、また「壁に掛けられたコートが人に見える」といった錯視（さくし）がみられることもあります。おわかりでしょうか？

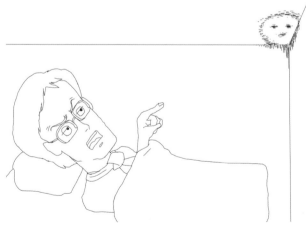

「シミが人のようだ！」

解答　レビー小体型認知症

では、まず9つの文字について、種明かしをしましょう。

「**幻**」→幻視、「**変**」→日内変動、「**抗**」「**過**」→抗精神病薬への**過敏性**、
「**認**」→認知機能低下、「**便**」→便秘、「**行**」→レム睡眠**行**動異常症、
「**妄**」→妄想、「**パ**」→パーキンソン症状

　前問では、「せん妄とアルツハイマー型認知症の違い」について解説しました。認知症の代表選手はアルツハイマー型認知症ですが、ほかにも「レビー小体型認知症」という認知症があり、認知機能低下や症状の日内変動、幻視、妄想など、せん妄と似た症状を複数認めるため、特に混同されやすいのです。

　レビー小体型認知症では、しばしばパーキンソン症状（動作緩慢、寡動、静止時振戦、筋強剛）を認めます。また、抗精神病薬に対して強い過敏性を持っており、抗精神病薬の投与によって、パーキンソン症状の悪化や過鎮静などを招いてしまうことがあります。したがって、**レビー小体型認知症に対して、ハロペリドール（セレネース®）の投与は禁忌**となっています。

　なお、レビー小体型認知症にせん妄を合併した場合、薬剤選択としてはパーキンソン症状の副作用が少ないクエチアピン（セロクエル®）を用いるか（ただし糖尿病に禁忌）、鎮静系抗うつ薬であるトラゾドン（レスリン®/デジレル®）を投与するのがよいと思われます。

	せん妄	認知症	
		アルツハイマー型	レビー小体型
発症様式	急性	慢性	
意識障害	あり	なし	
日内変動	多い（夜間に増悪）	少ない	多い（一日の中で変動）
幻視	多い	少ない	多い

せん妄と認知症（アルツハイマー型/レビー小体型）の違い

第14問 　【難易度メーター】★★★★

看護師： 先日、入院患者さんのご家族から、「うちの母なんですけど、入院してから認知症になってしまったんでしょうか？」って心配そうな顔で聞かれて、返事に困ったんです……。

医師： そうでしたか。その場合、「大丈夫です。認知症ではありません。せん妄っていうんですよ。」と教えてあげればよかったかもしれませんね。

この医師によると、ご家族からの質問自体が「せん妄」だと教えてくれている、ということのようです。なぜでしょうか？

✍Memo

この看護師さんと同じ経験をされた方、実はたくさんおられるのではないでしょうか？

「認知症とせん妄の違いって、正直よくわからない……」
「正直なところ、病名のことは、主治医の先生に聞いてほしいわ……」

そのように感じるのは、ある意味では当然かも知れません。

この問題を解く鍵は、「ご家族は、なぜこの質問をしたのか？」ということです。
ぜひとも、正解していただきたい問題です。

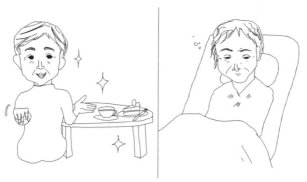

「家では、あんなにしっかりしていたおばあちゃんが……」

第**14**問

解答 急な変化があり、家での様子と全く違っているからこそ、ご家族が心配になって尋ねていると考えられるため

✎Memo でも触れたように、「ご家族は、なぜこのような質問をしたのか？」について考えてみることが大切です。

例えば、「家でも物忘れが激しくて、何度も同じ話をしたり、怒りっぽかったりする」のであれば、このような質問はしないはずです。

それに対して、「ふだんは新聞を隅から隅まで読んで、夕方になったら車を運転して孫の送り迎えもしている」おばあちゃんだからこそ、ご家族は変わり果てた様子を目の当たりにして、心配になって尋ねていると考えられるのです。

つまり、ご家族がこの質問をしたことからわかるのは、今の認知機能低下や情動不安定などの症状は、急性の変化だということです。認知症であれば急に発症することはないため、「せん妄」と伝えればよかった、というわけです。

ここで、SQiD というスクリーニングツールを紹介します。たった1つの質問で、せん妄かどうか見分けることが可能です。具体的には、**患者さんのことをよく知るご家族などに、「今の○○さん（患者さんの名前）は、いつもと様子が違いますか？」と尋ねます。**

SQiD（Single Question in Delirium）

(directed to the patient's relative, or friend)

The single question: 'Do you think that [name of patient] has been more confused lately ?' was put to friend or family.

Sands MB, et al. Palliat Med. 2010

われわれ医療者は、患者さんに認知症があるかどうかについて、個人的な印象に頼ってはいないでしょうか？　「あの人は、認知がありそうだ」などの言葉は、実臨床でとてもよく聞くように思います。この SQiD からもわかるように、**患者さんのことをよく知っているご家族から客観的な情報を得ることこそ、せん妄と認知症を正確に鑑別する上できわめて重要と言えます。**われわれ医療者は、この視点を特に大切にしたいものです。

JCOPY 498-22940

第15問 【難易度メーター】★★☆☆

高齢男性。入院して食道がんに対する抗がん剤治療を開始したところ、急に怒りっぽくなって攻撃的な様子がみられました。正しい対応を1つ選んでください。

① 強制退院
② 精神科病院への転院
③ 総合病院精神科病棟への転院
④ 施設入所
⑤ 入院継続

📝 Memo

　このようなケースで、誤った対応をされることがしばしばあります。

　私は岡山大学病院で精神科医として勤務していますが、同じような患者さんについて、「精神科病棟に転棟できませんか？」と打診された経験が過去に何度かありました。

　実臨床では、イライラしている患者さんや怒りっぽい患者さんに対して、「性格の問題」あるいは「精神的な問題」などといった言葉で片付けられてしまうことがあります。

　みなさんは、どう思いますか？

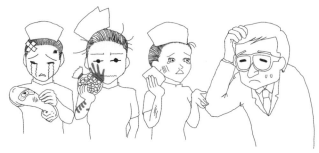

「先生！　今すぐ、精神科の病棟へお願いします!!」

解答 ⑤入院継続

🖊**Memo** でも触れたように、このようなケースでは「精神疾患」あるいは「性格の問題」などと決めつけられてしまうことがあります。

　もう一度、よく考えてみてください。入院して「急に」怒りっぽくなったとすれば、それは性格の問題ではなく、間違いなくせん妄による症状です。当然ですが、性格は「急に」変わりません。にもかかわらず、実臨床ではしばしば強制退院となってしまいます。本来、入院を継続してせん妄の直接因子を丁寧に調べ、それに対する治療を行う必要があるはずです。

　通常は、身体が悪くなった後にせん妄を発症することが多く、その場合せん妄の原因は明確です。ただし実臨床では、せん妄になったことで隠れていた身体疾患がみつかるケースがあります。つまり、**せん妄が見かけ上、身体疾患に先行する**ということです。

　せん妄の患者さんの言動は、多くの医療者を悩ませます。そして、易怒性が強いなど、情動面が不安定であるほど、医療者は管理的な方針をとってしまいがちです。せん妄は意識障害であることから、その言動は、実は患者さんが本来意図したものではありません。ぜひ、「元キャラ」というワードを使わないように気をつけましょう。

　その他、②や③と回答した方がいるかもしれません。もちろん、急性発症の精神疾患の可能性も、全くないわけではありません。ただし、その場合でもまずはせん妄を引き起こす身体因や薬剤因を精査し、それを除外することが必要不可欠です。

［よくあるケース］

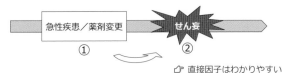

⇨ 直接因子はわかりやすい

［注意が必要なケース］

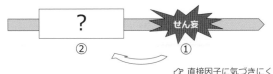

⇨ 直接因子に気づきにくい
⇨ せん妄の発症をきっかけに、
　身体疾患が見つかる

第16問 【難易度メーター】★★☆☆

せん妄の評価について、<u>正しいもの</u>を1つ選んでください。

① 経験を積むことで、せん妄の見逃しはなくなるとされている。

② 夜勤帯よりも日勤帯に勤務している看護師のほうが、患者と接する時間が長いため、せん妄の評価を適切に行うことができる。

③ 毎回同じ看護師が評価するより、いろいろな看護師が評価したほうが、視点が変わって正確な評価につながる。

④ 気管切開をしている患者は声を出せないが、アイコンタクトができればせん妄の評価は可能である。

✏️Memo

①は、経験値がモノをいうかどうか、ということですね。普通に考えれば、ベテランの看護師さんほど、せん妄の見逃しは少なそうですが……。

②と③は、せん妄の特徴を考えれば、間違えることは少ないでしょう。せん妄は、認知症と違って日内変動があり、それも夜に悪化するのでしたね。

④について、例えば術後で気管切開をしている患者さんの場合、せん妄の評価はできないでしょうか？　あなたの病院・病棟では、どのようにしていますか？

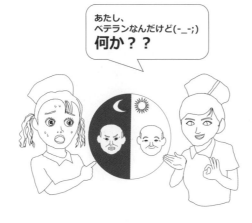

あたし、
ベテランなんだけど(-_-;)
何か？？

解答 ④

① **経験を積むことで、せん妄の見逃しはなくなるとされている。**　×

　看護師さんの経験のみでは、せん妄の 70〜80％を見逃すとされる報告があります（Inouye SK, et al. Arch Intern Med. 2001; 161: 2467-73）。つまり、せん妄の評価は、経験だけに頼って過信してはいけないのです。

② **夜勤帯よりも日勤帯に勤務している看護師のほうが、患者と接する時間が長いため、せん妄の評価を適切に行うことができる。**　×

　第 1 問でも確認したように、せん妄は症状に日内変動がみられ、夜間に症状が悪化します。したがって、日勤帯の評価だけでは不十分で、必ず夜勤帯に評価を行うことが求められます。

③ **毎回同じ看護師が評価するより、いろいろな看護師が評価したほうが、視点が変わって正確な評価につながる。**　×

　同じ看護師さんのほうが、ちょっとした変化や違和感に気づきやすいため、できれば 1 人の看護師さんが評価を行うことが望ましいと言えるでしょう。

④ **気管切開をしている患者は声を出せないが、アイコンタクトができればせん妄の評価は可能である。**　○

　「CAM-ICU」というスクリーニングツールは、挿管や気管切開のため発声できない患者さんにも使用できます。その時点でのせん妄の有無を評価することが可能です。

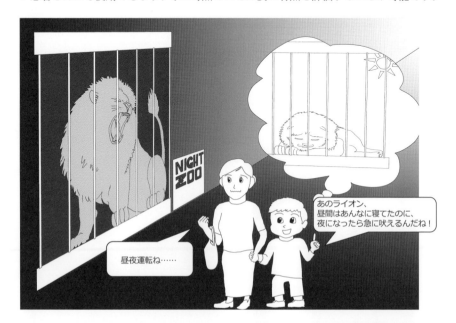

第17問 【難易度メーター】★★★☆

次のうち、せん妄のスクリーニング目的のツールを<u>2つ</u>選んでください。

① DRS-R-98
  (Delirium Rating Scale-Revised-98)
② DSM-5
  (Diagnostic and Statistical Manual of Mental Disorders, Fifth Edition)
③ HDS-R
  (改訂長谷川式簡易知能評価スケール)
④ CAM
  (Confusion Assessment Method)
⑤ DST
  (Delirium Screening Tool)

Memo

せん妄の評価ツールは、その用途や目的から、大きく3つに分けられます。

1つめは、**スクリーニング**に適したもので、せん妄かどうかを早期に発見するためのツールです。2つめは、せん妄の**診断**を目的としたもので、文字通り確定診断を行うためのツールです。そして3つめは、せん妄の**重症度**を評価するためのツールになります。

このうち、診断や重症度評価のためのツールは、主に研究の際に用いられます。例えば、「Aという介入を行うことが、通常の介入と比べてせん妄の発症を減らしたか、重症度を下げたかについて、比較検討を行う」といった場合です。

実臨床では、せん妄にいち早く気づくことがポイントになるため、スクリーニングが最も重要と言えます。

解答　④, ⑤

せん妄の代表的な評価ツールは、以下の通りです。

	スクリーニング	診断	重症度評価
	早期発見が目的	主に研究用	
CAM	○		
DST	○		
SQiD	○		
CAM-ICU	○		
ICDSC	○		
DSM-5		○	
DRS-R-98		○	○
MDAS			○

　このうち、本問ではスクリーニングツールについて解説します。

　CAM は、評価項目が 4 つときわめてシンプルです。短時間で実施でき、広く使用されていますが、評価者によって感度がばらつくという指摘があります。

　DST は、評価項目が 11 項目とやや多いものの、所要時間は 5 分以内とされています。少なくとも、24 時間を振り返って評価を行う必要があります。

　SQiD は、すでに第 14 問で解説した通りです。確認しておきましょう。

　ICU では、CAM-ICU または ICDSC を用います。CAM-ICU は第 16 問で解説した通りですが、RASS（鎮静スケール）と組み合わせて評価を行う必要があります。1 日複数回評価を行うとともに、必ず一度は夜勤帯に評価をしましょう。

　ICDSC は、患者の協力を必要とせず、記録などからも評価が可能というメリットがあります。8 時間のシフトごとか、あるいは 24 時間以内の情報に基づいて、連続的な評価を行いましょう。

　ちなみに、②の DSM-5 は、米国精神医学会によって各精神疾患の診断基準が示されたもので、せん妄の診断基準もここに掲載されています。また、③の HDS-R（改訂長谷川式簡易知能評価スケール）は、認知症のスクリーニングなどで用いられるツールです。

Confusion Assessment Method（CAM）

① 急性発症と変動性の経過

・精神状態は、ベースライン時に比べて急激な変化がある
・異常な行動が日内で変動する
　（例：異常な行動が現われたり消える/程度が増減しがちである）

② 注意障害

・集中することが困難である
　（例：他のことに気を取られやすい/人の話を理解することが難しい）

 二つとも該当

③ まとまりのない思考

・思考のまとまりがないか、あるいは支離滅裂である
　（例：とりとめのない話や無関係な話をする/不明瞭、または筋の通らない考え方をする/
　意図が予測できず、変化についていけない）

④ 意識レベルの変化

・全体的に見て、意識レベルは異常である
　意識清明　　　　　　　　　　正常
　過覚醒（過度に過敏）
　傾眠（すぐに覚醒する）　　　　異常
　昏迷（覚醒困難）
　昏睡（覚醒不能）

 一つでも該当

せん妄の可能性あり

Delirium Screening Tool（DST）

A. 意識・覚醒・環境認識のレベル

□ 現実感覚	夢と現実の区別がつかなかったり、物を見間違えたりする。例えば、ゴミ箱がトイレに、寝具や点滴のビンがほかのものに、さらに天井のシミが虫に見えたりなど。
□ 活動性の低下	話しかけても反応しなかったり、会話など人とのやりとりがおっくうに見えたり、視線を避けようとしたりする。一見すると「うつ状態」のように見える。
□ 興奮	ソワソワして落ち着きがなかったり、不安な表情を示したりする。あるいは、点滴を抜いてしまったり、興奮し暴力をふるったりする。ときに、鎮静処置を必要とすることがある。
□ 気分の変動	涙もろかったり、怒りっぽかったり、焦りやすかったりする。あるいは、実際に、泣いたり、怒ったりするなど感情が不安定である。
□ 睡眠-覚醒リズム	日中の居眠りと夜間の睡眠障害などにより、昼夜が逆転していたり、あるいは、一日中、明らかな傾眠状態にあり、話しかけてもうとうとしていたりする。
□ 妄想	最近新たに始まった妄想（誤った考えを固く信じている状態）がある。例えば、家族や看護師がいじめると言ったり、医者に殺されるなど言ったりする。
□ 幻覚	幻覚がある。現実にはない声や音が聞こえる。実在しないものが見える。現実的にはありえない、不快な味や臭いを訴える（口がいつもにがい-しぶい、イヤな臭いがするなど）。身体に虫が這っているなどと言う。

 一つでも該当

B. 認知の変化

□ 見当識障害	見当識（時間・場所、人物などに関する認識）障害がある。例えば、昼なのに夜だと思ったり、病院にいるのに、自分の家だと言うなど、自分がどこにいるのかわからなくなったり、看護スタッフを孫だと言うなど、身近な人の区別がつかなかったりする。
□ 記憶障害	最近、急激に始まった記憶の障害がある。例えば、過去の出来事を思い出せない。さっき起こったことも忘れる。

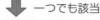 一つでも該当

C. 症状の変動

□ 現在の精神症状の発症パターン	現在ある精神症状は、数日から数週間前に、急激に始まった。あるいは、急激に変化した。
□ 症状の変動性	現在の精神症状は、1日の内でも出たり引っ込んだりする。例えば、昼頃は精神症状や問題行動もなく過ごすが、夕方から夜間にかけて悪化するなど。

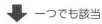 一つでも該当

せん妄の可能性あり

JCOPY 498-22940

第18問 【難易度メーター】★★★★

次に挙げるせん妄の症状を、頻度の高い順にならべてください。

A. 見当識障害　　B. 注意障害　　C. 多動

(Meagher DJ, et al. Br J Psychiatry. 2007; 190: 135-41 による)

Memo

　すでに述べたように、せん妄では多種多様な症状がみられます。ただし、その出現頻度については、データでおおよそ示されています。

　せん妄の症状の出現頻度について知っておくことで、せん妄を効率的に早期発見できるため、大変有用と考えられます。

　下の表は、せん妄の症状を出現頻度別に並べたものです。「睡眠覚醒リズム障害」と並んで、ほぼすべてのせん妄患者にみられる症状とは、いったい何でしょうか？

　A、B、C がそれぞれどこに当てはまるか、ご自身の臨床経験をふり返りながら、じっくり考えてみてください。

せん妄の症状	割合（%）
1. （　　　）	97
2. 睡眠覚醒リズム障害	97
3. 記憶障害	89
4. （　　　）	76
5. （　　　）	62
6. 幻覚	50
7. 妄想	31

せん妄の症状の出現頻度

解答　頻度の高い順に、
B（注意障害）→ A（見当識障害）→ C（多動）

　医療者がせん妄を疑った場合、まずは見当識が保たれているかどうかを確認することが多いようです。見当識の確認は、診察のイントロとしてはきわめて自然で、比較的行いやすいのですが、実はせん妄の患者さんで見当識障害がみられる割合は76%です。つまり、「見当識障害はないので、せん妄なし！」「見当識が戻ったので、せん妄は改善！」といった評価では、せん妄の患者さんの実に4人に1人がすり抜けてしまう計算になります。

　せん妄の中核症状は注意障害で、せん妄の患者さんの実に97%にみられる、最も頻度の高い症状の1つです。したがって、**せん妄を早期に発見するためには、注意障害の存在に気づけるかどうかが鍵**となります。

　診察時、例えば「**落ち着きがなくソワソワしている**」「**話をしている最中にもかかわらず、視線がキョロキョロとよくそれる**」「**質問に対する返答が遅い**」「**些細な言葉の言い間違いや聞き間違いがある**」などの徴候があれば、注意障害を認めると考えてよいでしょう。ただし、実際には、診察をしながら同時にそのあたりにも注目することは難しいかも知れません。

　そこで、Serial 7 が有用です。Serial 7 は MMSE（Mini-Mental State Examination）の項目の1つで、「**100から7を順番に5回引いてください**」という質問のことです。これに正答できるかどうかで、注意障害の有無を評価することが可能です。

　ちなみに、せん妄の患者さんはぼんやりしているので、「何を引くのでしたっけ？」などと聞いてくることがあります。その際、「7ですよ！」と教えてあげたくなる衝動をこらえ、心を鬼にして「それも思い出しながら計算をしてください」などと返すのがポイントです。前の答えが何だったか、何を引くのだったか、それら複数のことを頭に浮かべながら計算できるかどうかが、注意力の評価に必要です（次ページ参照）。

　なお、Cの多動は62%となっており、「少なすぎない？」と感じた方がいるかもしれません。前にも述べたように、せん妄には多動や興奮が顕著な過活動型せん妄だけでなく、日中も傾眠が目立つ低活動型せん妄というタイプのせん妄があるのです。

JCOPY 498-22940

| 参考 | 見当識障害や注意障害の評価方法とそのポイント |

＜以下、ベッドサイドにて＞

「身体がしんどいと、頭がぼんやりして、日にちや場所がわからなくなったりすることが多いので、みなさんにいくつかお尋ねしているのですが、よろしいですか？」

（解説）

　いきなり見当識を確認すると、患者は「自分はまだボケていない！」などと怒ったり、自尊心が傷つきつらくなったりすることがある。

　そこで、まず身体疾患の治療中にはぼんやりする場合がよくあることを説明し、すべての人に尋ねている質問であること（おかしくなったと思って個人的に尋ねているわけではないこと）を伝える。

　ただし、丁寧に聴いてもはぐらかしたり怒り出したりする場合、それ以上質問する必要はなく、せん妄の可能性を考えるようにする。

「今日が何月何日か、すぐに出てきますか？」

（解説）

　自尊心を傷つけないようにするため、「すぐに」という言葉を入れる。

　「思い出すスピードを確認したいのであって、きちんと言えるとは思っている」というニュアンスで伝わり、答えてもらいやすくなる。

──ここで見当識を誤答すれば、評価は終了で OK。
　　見当識が正答であれば、次の評価に移る。

**「では、もうひとつお尋ねしますね。
　100 から 7 を、順番に、5 回、引いてみてください。」**

（解説）

　せん妄の患者はぼんやりしているため、「何を引くのでしたっけ？」などと聞いてくることがある。

　その際、「7 ですよ」と教えたくなるが、「それも思い出しながら計算をしてください」と返すようにする。

　前の答えが何だったか、何を引くのだったか、それら複数のことを頭に浮かべながら計算ができるかどうかが注意力の評価に必要である。

「急に言われると、案外難しいですよね。先ほどお話ししたように、身体がしんどいと頭がぼんやりするので、ふだんのようにスムーズに考えることができなくなるんです。でも、認知症ということではありませんし、身体がよくなれば頭がぼんやりするのも治りますから、どうか心配しないでくださいね。」

（解説）
日にちがわからなくなったり簡単な計算ができないことに直面化することで、不安やショックを感じる患者は多い。医療者としては、一方的に質問してそれで終わりにするのではなく、患者が抱く感情に配慮し、安心できるような言葉をかけることも忘れないようにしたい。

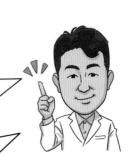

身体がしんどいとぼんやりすることが多いので、
皆さんに聞いているのですが、
よろしいですか？

100から7を
順番に5回引いてもらえますか？

聞きにくいことは『一般化』

JCOPY 498-22940

第19問 【難易度メーター】★★★★

睡眠薬について、正しいものを2つ選んでください。

① ベンゾジアゼピン受容体作動薬は、一般に依存性や筋弛緩作用、認知機能低下など、種々の副作用をもたらす。

② せん妄ハイリスク患者が不眠をきたした場合、積極的にベンゾジアゼピン受容体作動薬を投与し、不眠の改善を行う必要がある。

③ 睡眠薬の中でも、ゾルピデム（マイスリー®）やゾピクロン（アモバン®）のような「非ベンゾジアゼピン」と呼ばれる薬は、せん妄の発症リスクが少ない。

④ エチゾラム（デパス®）やトリアゾラム（ハルシオン®）といった睡眠薬はせん妄の原因となるため、長期間内服している場合でもただちに中止することが望ましい。

⑤ ラメルテオン（ロゼレム®）やスボレキサント（ベルソムラ®）といった新しい睡眠薬は、せん妄の発症が少ないことがRCT（ランダム化比較試験）で示されている。

✍️Memo

　1900年代後半における不眠症治療薬の主役（主薬）は、間違いなくベンゾジアゼピン受容体作動薬でした。特に、マイスリー®やレンドルミン®は、年々睡眠薬市場におけるシェアを拡大してきました。

　2000年代に入り、ベンゾジアゼピン受容体作動薬の副作用が、次々と明らかになってきました。そして、副作用の少ない、新しい作用機序の睡眠薬が複数登場し、まさに「主薬交代」となりつつあります。

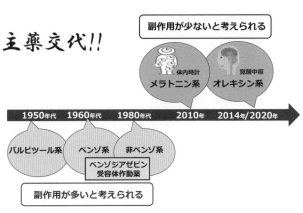

主薬交代!!

副作用が少ないと考えられる
体内時計 メラトニン系　覚醒中枢 オレキシン系

1950年代　1960年代　1980年代　2010年　2014年/2020年

バルビツール系　ベンゾ系　非ベンゾ系
ベンゾジアゼピン受容体作動薬

副作用が多いと考えられる

解答　①，⑤

① ベンゾジアゼピン受容体作動薬は、一般に依存性や筋弛緩作用、認知機能低下など、種々の副作用をもたらす。　○

　ベンゾジアゼピン受容体作動薬には、短期内服でも起こりうる副作用（筋弛緩作用、前向性健忘、持ち越し、認知機能の低下、せん妄、自動車事故）と、長期内服による副作用（常用量依存、離脱症状、耐性、認知症）があります。

② せん妄ハイリスク患者が不眠をきたした場合、積極的にベンゾジアゼピン受容体作動薬を投与し、不眠の改善を行う必要がある。　×

　せん妄ハイリスクの患者さんが不眠をきたすということは、例えて言うと薪がたくさん並べてあるところに油がびっしりまかれた状態です。せん妄を予防するには、油を回収すること、すなわち不眠を改善させることが重要ですが、その際にベンゾジアゼピン受容体作動薬を用いると、今度はそれがライターとなり、いち早く薬剤性せん妄をきたすことになってしまうのです。

③ 睡眠薬の中でも、ゾルピデム（マイスリー®）やゾピクロン（アモバン®）のような「非ベンゾジアゼピン」と呼ばれる薬は、せん妄の発症リスクが少ない。　×

　一般に、「非ベンゾジアゼピン」と呼ばれる睡眠薬も、ベンゾジアゼピン受容体に作用するため、「ベンゾジアゼピン」と同様にせん妄の発症リスクを有していると考えられます。➡第25問で詳しく解説しています。

④ エチゾラム（デパス®）やトリアゾラム（ハルシオン®）といった睡眠薬はせん妄の原因となるため、長期間内服している場合でもただちに中止することが望ましい。　×

　ベンゾジアゼピン受容体作動薬は、長期内服によって耐性を形成するため、急に中止すると離脱症状をきたす可能性があります。

⑤ ラメルテオン（ロゼレム®）やスボレキサント（ベルソムラ®）といった新規作用機序の睡眠薬は、せん妄の発症が少ないことが RCT で示されている。　○

　この RCT の結果から、メラトニン受容体作動薬（ロゼレム®）やオレキシン受容体拮抗薬（ベルソムラ®、デエビゴ®）については、少なくともせん妄を惹起することはなく、せん妄ハイリスク患者の不眠に有用と考えられます。

第20問 【難易度メーター】★★★★

せん妄ハイリスクの患者が入院し、看護師が22時に訪室したところ、特に訴えはないものの眠れていないようでした。あらかじめ、主治医から不眠時用の薬（レンボレキサント〔デエビゴ®〕）が出されています。次のうち、<u>最も適切な対応</u>はどれでしょうか？

① 声をかけると刺激になる可能性があるため、なるべくすぐに立ち去る。
② 薬を使うことで転倒を起こすリスクがあるため、投与を避ける。
③ 不眠時に内服できる薬があることを伝え、本人の判断に任せる。
④ 積極的に不眠時用の薬をすすめ、できるだけ内服してもらう。

🖋Memo

　下のグラフは、縦軸にせん妄の症状を、横軸に時間を表したものです。せん妄ハイリスクの患者さんでは、消灯時間を過ぎてもなかなか眠れず、そのうち徐々に落ち着きがなくなり、やがて不穏になることがあります。

　つまり、最初はチロチロと燃えていた火が、次第に激しくなり、結果的に大火事となってしまうのです。その段階になってからあわてて鎮火しようとしても、激しい火災を抑えるためにはかなりの水が必要です。大量の薬は、確実に翌日の過鎮静を招きます。

　大火事に至らず、小火（ぼや）ですむためには、どのようにすればよいでしょうか？

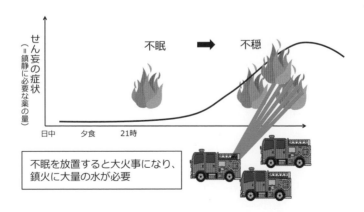

解答 ④

　実臨床では、せん妄ハイリスクの患者さんが不眠を認めているにもかかわらず、頓服薬が全く使われていないことはよくあります。これは、不眠時指示を使うかどうかの判断基準が、看護師さんによって大きく違うからです。

　看護師さんは、患者さんから希望があれば薬を渡しますが、特に訴えがない場合は、無理に頓服薬を使わない傾向にあるようです。

　せん妄のリスクが少ない、例えば若い患者さんであれば、それでもよいと考えられます。ただし、せん妄ハイリスクの患者さんでは、様子をみることで結果的に一晩中不眠をきたしたり、夜中になって激しい不穏がみられたりする可能性があるのです。

　そこで、せん妄ハイリスクの患者さんでは、以下のように①だけでなく、②の場合でも積極的に頓服薬を使うことが大切です。そして、看護師さんによって判断がばらつかないよう、**頓服薬使用の判断基準を看護師間で揃えておく**のがよいでしょう。

---

① 患者が「眠れなくて困ってます」「お薬下さい」と訴える時

② **患者は訴えないが、訪室時に他覚的に眠れていない時**

若い患者

せん妄ハイリスク患者

☞ **①のみ投与でOK**　　☞ **①②とも積極的に投与！**

「不眠時指示」の使い方

JCOPY 498-22940

ブレイクタイム   *Break Time*

せん妄は、言うまでもなく、医療者の心身疲弊を招きます。
中でも、一番大変な思いをされるのは、間違いなく看護師さんです。

　特に、複数の患者さんがせん妄を発症すると、夜勤の看護師さんは本当に大変です。人数が限られた中で一晩中その対応に追われ、翌日も疲労困憊のまま残業を続けることになってしまいます。

　ここでは、「名画で学ぶせん妄」と題して、医療者にとっての"せん妄あるある"を振り返ってみましょう。

名画で学ぶせん妄

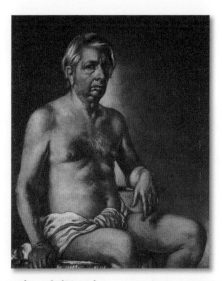

午前0時、全裸になっているところを発見

夜中、看護師さんによる見回り。
全くノーマークだった患者さんが、全裸姿で立ちすくんでいた。

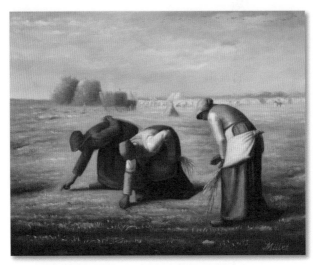

服は落ちてるし、薬も散らばってるし

布団も洋服も薬も、何もかもが床に散乱……。
みんなで手分けして拾うしかない。

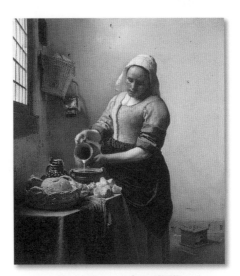

セレネース®を準備

不穏時指示を確認。
ただちに、セレネース®を調合。

JCOPY 498-22940

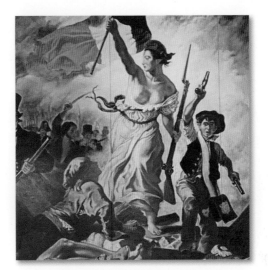

みんな、行くぞ〜！！！

セレネース®はあまり効かないイメージだから心配だけど……。
ま、とりあえず、注射をしてみよう。

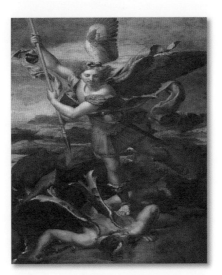

セレネース®1A、ワンショット

みんな、ちゃんと、身体おさえてる？
いくわよー！！

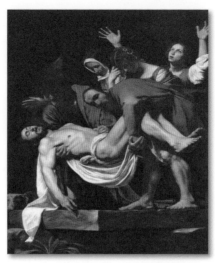

やれやれ、やっとセレネース®が効きだした……

ようやくだわ……。
やっぱり、セレネース®って、すぐに効かないよね……。

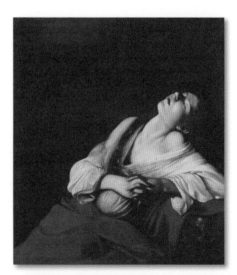

はあ……一晩で3人もせん妄って、マジかあ……

ほかにもせん妄の患者さんが??
ホント、勘弁してほしい……。

JCOPY 498-22940

Intermediate:

中級編【20問】

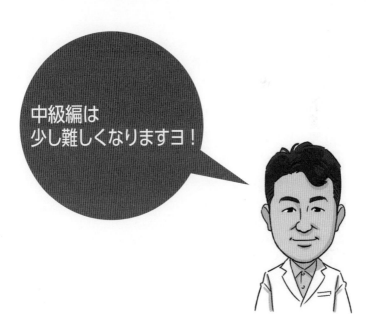

中級編は
少し難しくなりますヨ！

JCOPY 498-22940

第21問 【難易度メーター】★★★

せん妄における、①患者さんのデメリット、②ご家族のデメリット、③医療者のデメリットを、それぞれ1つ以上挙げてください。

📝Memo

医療者が当たり前のように、日夜取り組んでいるせん妄対策。
今こそ、すべての医療者に問います。
なぜわれわれは、せん妄対策をするのか、あらためて説明できますか?

「せん妄ハイリスク患者ケア加算をとるため」なんて答えたら、「ボーっと仕事してんじゃねえよ〜!」と、5歳の女の子に叱られることになります。

なぜ、せん妄対策をするのかも知らずに、やれ身体拘束だの、やれセレネース®だの言っている医療者の、なんと多いことか。

せん妄対策を行うのは、「せん妄によって、多くのデメリットが生じるため〜」です。
では、そのデメリットについて、具体的に考えてみてください。

配膳後にオーバーテーブルを
ひっくり返される

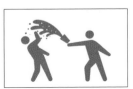

リスパダール®液の入った水を
かけられる

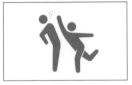

殴られる
(アッパーカット)

飛び蹴りされる
(三沢顔負けのドロップキック)

解答 下の表を参照（これ以外でも、同じようなニュアンスであれば正解）

患者	・危険行動による事故・自殺 ・治療選択に対する意思決定能力の低下 ・予後の悪化 ・予定されていた治療の中断・中止 ・不快な体験 ・経済的負担
家族	・心身の疲弊 ・経済的負担 ・医療への不信感
医療者	・治療やケアへの支障 ・症状評価の困難さ ・心身の疲弊 ・暴力被害 ・医療費の増大 ・医療訴訟

　このように、せん妄は多くのデメリットをもたらすことが知られています。中でも、せん妄の患者さんがベッドから転落したり、徘徊中に転倒したりすることは、実臨床でよく経験されます。場合によっては、重篤な外傷や骨折につながり、患者さんのQOLを著しく損なう可能性があるため、医療安全の観点からも適切な予防対策を行う必要があります。

　そこで、転倒・転落のリスクが高い患者さんでは、夜間の照明を工夫し、ベッド周囲を整理整頓（ナースコールの位置、ライン類の整理など）するほか、衝撃吸収マットや低床ベッドなどを積極的に利用するのがよいでしょう。

　また、歩行中の転倒を防ぐために、段差を解消し、動線に障害物を置かないこと、スリッパを使わず滑りにくい靴を履くこと、杖や歩行器などの歩行補助具を用いること、手すりを設置することなども有用です。

　なお、転倒によって頭部を打撲した場合、例え受傷直後に意識障害や神経学的所見がなくても、死亡に至る頭蓋内出血を認めることがあります。特に、抗凝固薬や抗血小板薬を内服している患者さんは出血がみられやすいため、確実に頭部CT検査を行いましょう。

第22問 【難易度メーター】★★☆☆

術後せん妄は一般的に可逆性で、1週間程度でおさまってくることが
ほとんどです。では、術後せん妄をきたした後、1週間してもせん妄
が続いている場合、何を考えればよいでしょうか？　次のA、Bを埋
めてください。

・手術以外に新たな（　　A　　）因子が加わった可能性
・（　　B　　）因子のマネジメントが不十分である可能性

✎ Memo

　せん妄の3因子については、「初級編」でしっかり確認しました。術後せん妄
が長引いている場合も、せん妄の3因子を理解しておけば、すぐにその理由がわ
かります。

　術後せん妄の直接因子は、言うまでもなく「手術」です。せん妄の根本的な治
療は、直接因子を取り除くことですが、術後せん妄の場合はすでに「手術」が行
われた後なので、それを除去することはできません。でも、逆に言えば直接因子
はなくなっているはずなので、後は促進因子を取り除き、睡眠のリズムを整える
ことで、術後せん妄は改善してくると考えられます。

　にもかかわらず、術後せん妄が長引くのはなぜか？
　ぜひ、3因子で考えてみましょう。

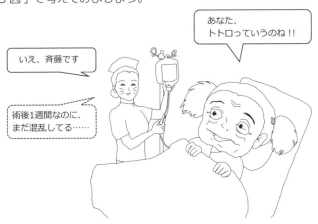

解答　A. 直接　　B. 促進

　術後せん妄が長引いている場合、まずは「おかしいなあ……」と違和感を持つことが大切です。通常であれば、術後せん妄は 1 週間程度でおさまってくるはずで、にもかかわらず一向に治る気配がない場合は、以下の 2 つのいずれかが起こっていると考えられます。

> ・手術以外に新たな直接因子が加わった可能性
> ・促進因子のマネジメントが不十分である可能性

　このように、3 因子で考えると何を評価すればよいかが明確になり、また自ずと適切な対応が見えてきます。

　術後せん妄が長引いている場合、まずは新たな直接因子が加わった可能性を考え、血液生化学検査や頭部検査、薬の見直しなどを行いましょう。また、促進因子のマネジメントが不十分である可能性を考え、不眠や痛み、便秘、尿閉などがないか、さらには安易に身体拘束を行っていないかなどについて、十分確認することが大切です。

　せん妄のアプローチで困った場合は、ぜひ 3 因子の概念に立ち戻るようにしてください！

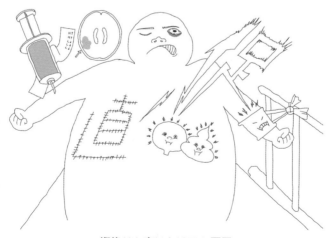

術後せん妄における 3 因子

JCOPY 498-22940

第23問 【難易度メーター】★★★☆

せん妄では、しばしばアカシジアとの鑑別が必要になります。次のうち、アカシジアをきたす薬剤を<u>すべて</u>挙げてください。

① リスペリドン（リスパダール®）
② ハロペリドール（セレネース®）
③ プロクロルペラジン（ノバミン®）
④ オランザピン（ジプレキサ®）
⑤ メトクロプラミド（プリンペラン®）
⑥ ミルタザピン（リフレックス®）

📝Memo

アカシジアは、日本語で「静坐不能症」と呼ばれており、じっとしていられなくなるといった症状をきたします。具体的な症状は、以下の通りです。

- 足をそわそわとさせる、または揺らす
- 立っている時に、片足ずつ交互にして身体を揺らす
- 落ち着きのなさを和らげるために歩き回る
- 少なくとも数分間、じっと座っていること、または立っていることができない

私が経験したアカシジアの患者さんで、当初はアカシジアとわからず、対応をしくじってしまった2つの例を挙げてみます。

1つめは、夜中にしょっちゅうトイレに行っていた患者さんです。不眠を認めていたため、夜間の点滴を中止したり、寝る前の水分を控えるように指導したり、いろいろ工夫したのですがうまくいきません。よく尋ねると、実はおしっこはほとんど出ておらず、アカシジアでじっとできなくて、無意識にトイレに行く回数が増えていたのです。

2つめは、ICU入室中に足をバタバタさせていた患者さんです。気切のためコミュニケーションがとれず、せん妄かと思って抗精神病薬を投与したのですが、よくなるどころかさらにバタバタが激しくなりました。実はこの患者さんもアカシジアで、抗精神病薬の投与によってアカシジアがさらに悪化してしまったのです。

解答　すべて

　アカシジアを疑った場合、次に行うことは薬剤の確認です。**アカシジアは、原因となる薬剤の投与開始後または増量後数日以内に出現することが多いのですが、数週間たってから出現することもある**ので、十分注意が必要です。

　アカシジアの治療は、原因薬剤の減量・中止です。抗コリン薬やベンゾジアゼピン受容体作動薬が有効なこともあるのですが、いずれもせん妄を惹起するため、安易な投与は避けましょう。

　なお、特にアカシジアがみられやすいのは、がんの患者さんです。がんの治療経過中には嘔気・嘔吐を呈することが多く、ジプレキサ®やノバミン®、プリンペラン®などの投与によってアカシジアを引き起こすことがあります。また、不眠や食欲不振、気分の落ち込みなどに対してミルタザピン（リフレックス®/レメロン®）がよく処方されますが、抗うつ薬の中でも特にアカシジアを起こしやすい薬剤として有名ですので、投与中は必ずモニタリングを行いましょう。

薬剤の種類	薬剤名
抗精神病薬	・アリピプラゾール　・ペロスピロン　・リスペリドン ・オランザピン　・クエチアピン　・ハロペリドール ・プロクロルペラジン　・クロルプロマジン ・レボメプロマジン　・スルピリド　・チアプリド　など
抗うつ薬	・アミトリプチリン　・アモキサピン　・イミプラミン ・クロミプラミン　・マプロチリン　・ミアンセリン ・スルピリド　・トラゾドン　・ミルタザピン ・フルボキサミン　・パロキセチン　・セルトラリン ・エスシタロプラム　・ミルナシプラン　など
抗てんかん薬・ 気分安定薬	・バルプロ酸　など
抗不安薬	・タンドスピロン
抗認知症薬	・ドネペジル　など
消化性潰瘍治療薬	・ラニチジン　・ファモチジン　・スルピリド
消化器用薬	・メトクロプラミド　・ドンペリドン　・イトプリド ・オンダンセトロン　・モサプリド
抗アレルギー薬	・オキサトミド
降圧薬	・マニジピン　・ジルチアゼム　・レセルピン　・メチルドパ
抗がん剤	・イホスファミド　・カペシタビン　・テガフール ・フルオロウラシル
その他	・フェンタニル　・インターフェロン　など

アカシジアの原因になりうる薬剤

JCOPY 498-22940

第24問 【難易度メーター】★★★☆

次の対応のうち、せん妄が悪化するのはどれでしょうか？ <u>すべて</u>挙げてください。

① せん妄をうつ病と考え、パロキセチン（パキシル®）を投与。
② せん妄を不眠症と考え、ブロチゾラム（レンドルミン®）を投与。
③ せん妄をアカシジアと考え、ビペリデン（アキネトン®）を投与。
④ せん妄を不安障害と考え、エチゾラム（デパス®）を投与。

🖊 Memo

せん妄では、さまざまな症状がみられます。したがって、この問題のように、うつ病っぽく感じたり、不眠症やアカシジアのように見えたり、不安障害と診断したくなったりするのです。

そのほか、もともと精神疾患がある患者さんの場合、それに引きずられて精神疾患の再燃・悪化と考えられてしまいがちです。

せん妄であるにもかかわらず、誤った診断をしてしまう。それだけでなく、誤った対応によってせん妄がさらに悪化することは、実臨床でよく経験されます。この機会に、ぜひ理解を深めておきましょう。

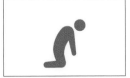

「うつ病っぽいなあ」
→ パキシル®投与

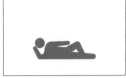

「不眠症でしょ」
→ レンドルミン®投与

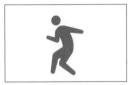

「アカシジアね」
→ アキネトン®投与

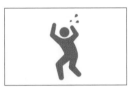

「不安障害みたい」
→ デパス®投与

せん妄ではさまざまな症状がみられますが、患者さんごとに目立つ症状は違います。実は、ここに大きな落とし穴があるのです。

実臨床では、せん妄の患者さんの「目立つ」症状と同じ症状を呈することのある、他の疾患とよく間違われます。例えば、不眠が目立つせん妄患者であれば、一般的な不眠症と間違われてしまい、マイスリー® が投与されます。そのマイスリー® によってせん妄がさらに悪くなることは、言うまでもありません。

また、物忘れが目立つ場合は、年のせいあるいは認知症などと考えられてしまい、治せるはずのせん妄をスルーしてしまうことにつながるのです。

この問題ですが、パキシル® は比較的抗コリン作用の強い抗うつ薬のため、せん妄の惹起や悪化につながります。また、アキネトン® は、まさに抗コリン薬です。その他、レンドルミン® やデパス® は実臨床でよく用いられるベンゾジアゼピン受容体作動薬で、薬剤性せん妄をきたす代表的な薬と言えるでしょう。

せん妄を他の疾患と誤診し、誤った対応によってさらにせん妄がさらに悪化するという悪循環は、絶対に断ち切らねばなりません。そこで、**「入院患者に何らかの精神症状をきたした場合は、鑑別診断の筆頭にせん妄を置く！」** ことがきわめて重要です。ぜひ、肝に銘じておいてください。

せん妄でみられる症状	間違えやすい疾患	誤った対応
不眠	不眠症	ベンゾジアゼピン系薬剤の投与
記憶障害・見当識障害	認知症	対症療法のみ
	（年のせい）	経過観察
徘徊	認知症	対症療法のみ
幻覚・妄想	統合失調症	精神科への転院
不安・焦燥	不安障害	抗不安薬
	アカシジア	抗コリン薬
易怒性・興奮	（性格）	強制退院
活動性低下（低活動型せん妄）	うつ病	抗うつ薬

せん妄と間違えやすい疾患と誤った対応

第25問 【難易度メーター】★★★★

次の言葉を使って、ベンゾジアゼピン系薬剤と非ベンゾジアゼピン系薬剤の①違い、②共通点の２つについて、わかりやすく説明してください。

ベンゾジアゼピン骨格　　ベンゾジアゼピン受容体

🖊Memo

「ベンゾジアゼピン系薬剤」とは、例えばハルシオン®、デパス®、レンドルミン® といった薬のことです。それに対して、「非ベンゾジアゼピン系薬剤」とは、マイスリー®（Zolpidem）、アモバン®（Zopiclone）、ルネスタ®（Eszopiclone）の３つを指します。

ベンゾジアゼピン系薬剤の後で非ベンゾジアゼピン系薬剤が発売されたこともあり、製薬会社は非ベンゾジアゼピン系薬剤を広くアピールしました。副作用が多いとされた「ベンゾ」に対して、「非ベンゾ」という名称ですから、多くの医療者は非ベンゾジアゼピン系薬剤を「副作用が少ない薬剤」と勘違いしてしまったのです（私もその一人です）。しかも、うまいことに（？）、非ベンゾジアゼピン系薬剤はすべて商品名に「Z」がつきます。ここに着目して、「Z-Drug」などという洗練されたネーミングまでつけられてしまいました。

ここでは、両者の違いと共通点について、十分理解しておきましょう。ヒントは、以下のイラストです！

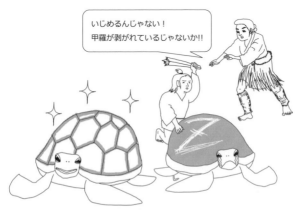

ベンゾジアゼピン系薬剤　　非ベンゾジアゼピン系薬剤

第25問

解答　ベンゾジアゼピン系薬剤はベンゾジアゼピン骨格を持ち、非ベンゾジアゼピン系薬剤はそれを持たないという、化学構造式における違いがあります。ただし、いずれもベンゾジアゼピン受容体という同じ受容体に作用するという共通点があり、効果や副作用はきわめて似ています。そこで、両者をひっくるめて、「ベンゾジアゼピン受容体作動薬」と呼ぶことがあります。

　この問題は、亀のイラストが大きなヒントになっています。ベンゾジアゼピン系薬剤の亀は、ちゃんと甲羅をまとっています。それに対して、非ベンゾジアゼピン系薬剤のほうには、なんと甲羅がありませんね（浦島太郎）。

　つまり、ベンゾジアゼピン系薬剤は、かつてわれわれが高校の化学で習った「ベンゼン環」などで構成される、亀の甲羅のような「ベンゾジアゼピン骨格」を持っているのですが、非ベンゾジアゼピン系薬剤にはそれがない、という点が両者の違いです。

　ただし、どちらも「亀」であることに変わりはありません。つまり、ベンゾジアゼピン系薬剤と非ベンゾジアゼピン系薬剤は、同じ「ベンゾジアゼピン受容体」に作用するという共通点があるため、実は効果も副作用も似たり寄ったりなのです。

　ここで、両者の違いについて、表で整理しておきます。**非ベンゾジアゼピン系薬剤も、せん妄を惹起するリスクがあると**考えてください（ただし、ルネスタ®は比較的リスクが低い可能性あり）。

ベンゾジアゼピン受容体作動薬	
ベンゾジアゼピン系薬剤 ハルシオン®　デパス® レンドルミン®　サイレース®	**非ベンゾジアゼピン系薬剤** マイスリー® アモバン®　ルネスタ®
構造式 「ベンゾジアゼピン骨格」を持つ	「ベンゾジアゼピン骨格」を持たない
薬理作用 ベンゾジアゼピン受容体に作用する	
効果や副作用 大きくは変わらない（非ベンゾであっても、ベンゾと副作用はほぼ同じ）	

ベンゾ/非ベンゾの違い

JCOPY 498-22940

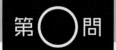
第○問 【難易度メーター】★★★★

今、何問目？

　①22 問目
　②24 問目
　③26 問目

📝Memo

　伝説のクイズ番組『タイム○ョック』から、ド定番の問題です。ほぼ半分まできたので、ここらで一呼吸入れておきましょう。

　正解したら１ポイント！
　ボーナス問題です。

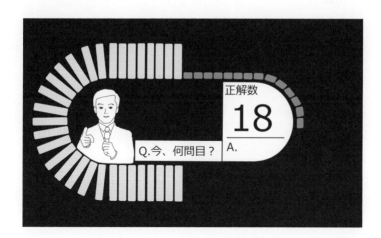

解答　③ 26 問目

この問題を正解できた方、注意障害はなさそうですね！

この本も、ここがちょうど折り返し地点になります。
では、後半もがんばっていきましょう。
あらためて、次は第 26 問目から始めます。

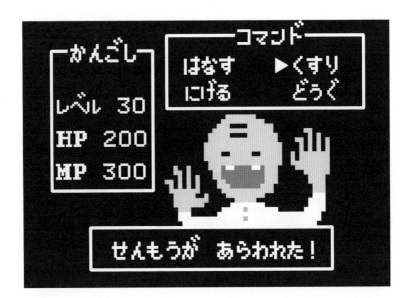

JCOPY 498-22940

第26問 【難易度メーター】★★★☆

高齢の患者さんが入院となり、お薬手帳を確認した際、次のような薬を飲んでいることがわかりました。このうち、せん妄ハイリスク薬はどれでしょうか？　すべて選んでください。

① レボドパ/カルビドパ（メネシット®）
② ゾルピデム（マイスリー®）
③ エチゾラム（デパス®）
④ アミトリプチリン（トリプタノール®）
⑤ ファモチジン（ガスター®）

📝 Memo

「薬剤性せん妄」というと、どうしても直近に開始・増量された薬にばかり目が向きがちです。ただし、実はもともと内服している薬でも、せん妄の直接因子になりうるのです。

その理由として、長期間内服している薬で、これまで特に問題はなくても、肝・腎機能障害や薬剤の相互作用などでその血中濃度が上がってしまうことが挙げられます。

なお、マイスリー®は最も処方されて（しまって）いる睡眠薬です。せん妄ハイリスク薬の代表格である上、若い人でも以下の通り前向性健忘をきたします。十分注意しましょう。

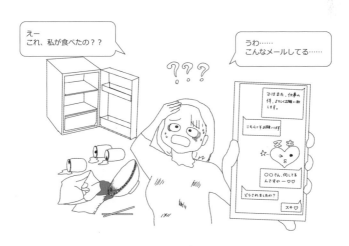

えー
これ、私が食べたの？？

うわ……
こんなメールしてる……

解答　①，②，③，④，⑤（すべて）

　せん妄を惹起・悪化させる薬剤について、表に挙げておきました。「どのような種類の薬剤がせん妄を惹起するリスクがあるか（左段）」だけでもぜひ覚えておきましょう。そして、もし余力があれば、代表的な薬剤（右段）についてもざっと確認しておいてください。

種類		代表的な薬剤
抗コリン作用のある薬剤	抗コリン薬	・ビペリデン　・トリヘキシフェニジル　・アトロピン ・ブチルスコポラミン　など
	抗ヒスタミン薬 （H₂ブロッカー含む）	・d-クロルフェニラミン　・ジフェンヒドラミン ・ヒドロキシジン　・プロメタジン　・シメチジン ・ファモチジン　・ラニチジン　・ラフチジン　など
	抗うつ薬（特に三環系抗うつ薬）	・アミトリプチリン　・イミプラミン　・クロミプラミン ・パロキセチン　・ミルタザピン　など
	抗精神病薬（特にフェノチアジン系抗精神病薬）	・クロルプロマジン　・レボメプロマジン ・オランザピン　など
	頻尿治療薬	・オキシブチニン　・プロピベリン　など
ベンゾジアゼピン受容体作動薬		・トリアゾラム　・エチゾラム　・ブロチゾラム ・フルニトラゼパム　・ゾルピデム　・ゾピクロン ・ジアゼパム　・アルプラゾラム　など
抗パーキンソン病薬		・レボドパ　・ドパミンアゴニスト　・アマンタジン　など
気分安定薬		・炭酸リチウム
抗てんかん薬		・フェニトイン　・カルバマゼピン　・バルプロ酸 ・ゾニサミド　など
循環器系薬（降圧薬、抗不整脈薬など）		・ジゴキシン　・プロカインアミド　・ジソピラミド ・リドカイン　・クロニジン　・プロプラノロール　など
鎮痛薬（麻薬性および非麻薬性）		・ナプロキセン　・オピオイド（トラマドール、モルヒネ、オキシコドン、フェンタニルほか）　など
副腎皮質ステロイド		・プレドニゾロン　・デキサメタゾン　・ベタメタゾン
気管支拡張薬		・テオフィリン　・アミノフィリン
免疫抑制薬		・メトトレキサート　など
抗菌薬		・セフェピム　・メトロニダゾール　など
抗ウイルス薬		・アシクロビル　・インターフェロン
抗がん剤		・フルオロウラシル　など

せん妄を惹起・悪化させる（可能性のある）薬剤

第 **27** 問　【難易度メーター】★★★★

がん患者におけるせん妄では、薬剤性せん妄がよくみられます。で
は、その原因薬剤として多いのは次のうちどれでしょうか？　<u>特に
多いものを 3 つ挙げてください。</u>

① 抗うつ薬
② オピオイド
③ ベンゾジアゼピン受容体作動薬
④ 抗ヒスタミン薬
⑤ ステロイド

Memo

　がん患者さんにおけるせん妄の直接因子は、下表のように多種多様です。その
特徴として、まずは薬剤因が最多ということです。薬剤性せん妄は治療可能性が
高いため、がん患者さんにせん妄を認めた際には、まずは投与中の薬を必ず確認
するクセをつけておくことが大切です。そして、この問題でも問われているよう
に、特に原因となることの多い薬剤についてはあらかじめ知っておくのがよいで
しょう。

　なお、原因薬剤が明らかになった場合でも、その薬への対応だけに終始しては
なりません。がん患者さんにおけるせん妄では、複数の直接因子が重なっている
ことがきわめて多いため、血液生化学検査や頭部検査などを行い、他にも直接因
子がないかを必ず確認するようにしましょう。

```
・薬剤
・電解質異常（高 Ca 血症、低 Na 血症、低 Mg 血症）
・感染症
・脱水
・呼吸不全
・貧血
・中枢神経浸潤
・ウェルニッケ脳症（ビタミン B1 欠乏）
・肝機能障害（高 NH3 血症）
・腎機能障害（尿毒症性脳症）
・臓器不全                              など
```

がん患者のせん妄の直接因子

解答　②，③，⑤

　すでに述べたように、がん患者さんにおけるせん妄の直接因子で、最も多いのは「薬剤」です。**トップ３は、①オピオイド、②ベンゾジアゼピン受容体作動薬、③ステロイド**ですが、圧倒的にオピオイドが最多です。

　モルヒネは腎排泄率が高く、腎機能障害を有する患者さんではせん妄が発症しやすくなるため、十分注意が必要です。また、モルヒネはフェンタニルやオキシコドンなどと比べてせん妄の発症リスクが高いため、せん妄の原因と考えられる場合は積極的にスイッチングを検討しましょう。

　ただし、オピオイドの使用中にせん妄がみられた場合、薬剤性せん妄の可能性があるだけでなく、痛みのコントロールが不十分でせん妄が顕在化していることもあります。その場合は、むしろオピオイドを増量する必要があるため、正確な評価が求められると言えるでしょう。

原因薬剤	割合（%）
オピオイド	54
ベンゾジアゼピン受容体作動薬	24
ステロイド	21
H_2ブロッカー	19
抗けいれん薬	6
抗コリン薬	6
抗ヒスタミン薬	4

薬剤性せん妄の原因薬剤
(Tuma R, et al. Arch Neurol. 2000; 57: 1727-31)

第28問　【難易度メーター】★★★★

がん患者さんにおけるせん妄について、正しいものを2つ選んでください。

① 終末期にせん妄がみられた場合、改善は見込めない。
② せん妄の直接因子は、複数であることが多い。
③ ベンゾジアゼピン受容体作動薬はせん妄ハイリスク薬であるが、鎮静が必要な場面ではよく使用される。
④ 終末期で顕著なせん妄がみられ、鎮静が選択肢に挙げられる場合、患者は意思決定が困難なため、医療者の判断で鎮静を行う。
⑤ 脱水がせん妄の原因となっている場合、必ず積極的に補液を行う。

✏Memo

　がん患者さんにおけるせん妄は、抗がん剤やオピオイドなど治療に用いる薬がせん妄をきたすことに加えて、終末期では最終的に不可逆になるという特殊な経過をたどります。

　そこで、がん患者さんにおけるせん妄に対応する際は、その身体的・精神的負担などに配慮し、メリットとデメリットを十分確認しておく必要があります。

	メリット	デメリット
輸液	・脱水によるせん妄の改善	・胸水・腹水の悪化
リハビリテーション	・日中の覚醒度が上がる ・せん妄の予防	・本人の身体的負担 ・疲労による昼寝が夜間の不眠につながる
尿道カテーテル留置	・排尿の負担軽減 ・転倒の防止	・身体的負担（不快感） ・せん妄の悪化
身体拘束	・転倒やライン抜去の防止 ・薬剤による副作用の回避	・本人の身体的・精神的負担 ・せん妄の悪化 ・静脈血栓や褥瘡のリスク
家族の付き添い	・本人の安心感	・家族の身体的・精神的負担
薬物療法	・不眠や興奮の改善	・過鎮静やパーキンソン症状などの副作用 ・ともすれば非薬物療法の軽視につながる
鎮静	・耐えがたい苦痛を和らげることができる	・コミュニケーションがとれなくなる

第 **28** 問

解答　②, ③

① **終末期にせん妄がみられた場合、改善は見込めない。** ×

　終末期であっても、約半数は一時的な回復が可能と報告されています（Lawlor PG, et al. Arch Intern Med. 2000; 160: 786-94）。

② **せん妄の直接因子は、複数であることが多い。** ○

　がん患者さんにおけるせん妄では、複数の直接因子が重なっていることがほとんどです。終末期であっても、その中のいくつかだけでも除去できればせん妄が改善したり、その重症度が下がったりすることがあります。せん妄対策は、「リスクの引き算」でしたね！

③ **ベンゾジアゼピン受容体作動薬はせん妄ハイリスク薬であるが、鎮静が必要な場面ではよく使用される。** ○

　終末期でせん妄がみられた場合には、鎮静を行うことがあります。詳しくは、日本緩和医療学会の HP から、「がん患者の治療抵抗性の苦痛と鎮静に関する基本的な考え方の手引き」が無料でダウンロードできますので、ご確認ください。そこで示されているように、セレネース® は意識の低下をもたらす作用が弱いため、注射薬のドルミカム® やダイアップ® 坐薬、セニラン® 坐薬などのベンゾジアゼピン受容体作動薬が鎮静目的でよく用いられます。

④ **終末期で顕著なせん妄がみられ、鎮静が選択肢に挙げられる場合、患者は意思決定が困難なため、医療者の判断で鎮静を行う。** ×

　患者さん自身に意思決定能力がないと判断された場合、現在の状態で患者さんが何を望むのかについて、患者さんの考え方や価値観などをよく知るご家族と一緒に検討する必要があります。医療者の判断だけで鎮静を決めてはいけませんし、かといってご家族にすべての責任を負わせることもあってはなりません。これについても、詳細は日本緩和医療学会の HP をご参照ください。

⑤ **脱水がせん妄の原因となっている場合、必ず積極的に補液を行う。** ×

　がん患者さんのせん妄の原因で脱水が考えられる場合、輸液を行うことでせん妄の改善がみられることがあります。ただし、輸液の負荷が胸水や腹水の悪化につながり、結果として患者さんの苦痛を強めてしまう可能性もあります。このように、がん患者さんのせん妄への対応では、全身状態や残された予後なども含めて多角的に評価すべきであり、あらためて多職種からなる緩和ケアチームの強みを発揮すべき場面が多いと考えられます。

第29問 【難易度メーター】★★★★

アルコール離脱症状のうち、小離脱とはどのような症状でしょうか？　具体的に挙げてください。

自律神経症状:（　　　　　　　　　　）など
消化器症状:　（　　　　　　　　　　）など
精神症状:　　（　　　　　　　　　　）など

第30問 【難易度メーター】★★★★

次のうち、アルコール離脱せん妄でよく用いられるベンゾジアゼピン受容体作動薬はどれでしょうか？　2つ挙げてください。

① アルプラゾラム（ソラナックス®/コンスタン®）
② エチゾラム（デパス®）
③ ジアゼパム（セルシン®）
④ ロラゼパム（ワイパックス®）
⑤ クロチアゼパム（リーゼ®）

🖊Memo

　いずれも、アルコール離脱せん妄に関する問題です。大量飲酒の患者さんが入院となり、それまでのようにお酒が飲めない状態に陥った時、場合によっては禁断症状（アルコール離脱せん妄）をきたすことがあります。

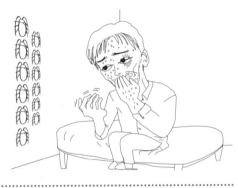

解答

自律神経症状: 手指振戦、発汗、頻脈、血圧上昇、
発熱、皮膚紅潮など
消化器症状: 嘔気、嘔吐など
精神症状: 不眠、不安、イライラ、集中力低下など

第**30**問

解答　③, ④

　アルコール離脱せん妄は症状が多彩で、場合によっては生命にかかわるため、ICU
管理になることもあります。したがって、早い段階から適切な対策が求められます。

　これまでは、アルコール多飲のすべての患者さんに対して、予防的に薬が投与され
る傾向にありました。ただし、予防ということだけで例えば75歳の患者さんに抗不
安薬を投与すると、今度は転倒や薬剤性せん妄をきたす可能性が出てきます。

　アルコール離脱症状は、必ず「小離脱」→「大離脱」の順番に出現します。そして、
実臨床で問題となるのは「大離脱」（激しい興奮などがみられる）のほうですので、例
えば「小離脱」を認めた場合に、ただちに大離脱に備えた薬剤投与を行えるよう準備を
しておく、という流れが現実的かと思います。

【不眠、ふるえ、イライラ時（小離脱出現時）】
セルシン® 5 mg 錠　30分以上あけて計3回までOK
※上記指示を使った場合、以後は定期薬の投与が必要になるので、早めに当医まで
　ご連絡ください。

「小離脱」出現前の指示

　以上のように、アルコール離脱症状についてはセルシン®などのベンゾジアゼピン
受容体作動薬を用います。その理由は、**脳内でベンゾジアゼピン受容体作動薬とエタ
ノールが作用する部位がとても近く、交叉耐性がある**とされているからです。

　なお、原則としてセルシン®を使いますが、もし肝機能障害が顕著な場合では、
CYP（cytochrome P450）を介さないロラゼパム（ワイパックス®）やロルメタゼパ
ム（エバミール®/ロラメット®）を用いるのがよいでしょう。

第31問 【難易度メーター】★★★★

低活動型せん妄について、誤っているものを 2 つ選んでください。

① 高齢の患者やがん患者では、過活動型せん妄よりみられやすい。

② がん患者では、終末期に近づくにつれて出現頻度が高くなる。

③ 積極的に抗精神病薬による薬物療法を行う。

④ リハビリテーションは、できるだけ控えることが望ましい。

⑤ うつ病と間違われやすい。

✎ Memo

せん妄には、「過活動型せん妄」「低活動型せん妄」「混合型せん妄」という 3 つのサブタイプがあり、中でも、低活動型せん妄は実臨床で見逃されやすいことが知られています。

以下、病棟スタッフどうしのやりとりです。いったい何が問題か、おわかりでしょうか？

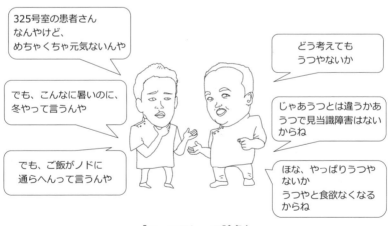

「コーンフレーク論争」

低活動型せん妄が見逃されていることだけでなく、そもそも病棟スタッフに「低活動型せん妄」という概念がないため、いつまでたっても「うつか？」「そうじゃないか？」という議論に終始してしまっていることが問題ですね。

解答　③, ④

① 高齢の患者やがん患者では、過活動型せん妄よりみられやすい。　○

　もし意外に思った場合、ふだん低活動型せん妄を見逃している可能性があります。ICU でも、実は低活動型せん妄の患者さんは多いのですが、「麻酔薬の影響でぼんやりしている」と誤解されていることがあります。以下、低活動型せん妄の症状を確認しておきましょう。

過活動型せん妄	不眠、落ち着きがない、易怒的、興奮、暴言・暴力、徘徊
低活動型せん妄	傾眠、口数が少ない、無関心、活動性の低下、臥床傾向
混合型せん妄	両者の症状

② がん患者では、終末期に近づくにつれて出現頻度が高くなる。　○

　これも正解です。終末期では、ほぼすべての患者さんにせん妄を認めますが、徐々に低活動型せん妄の割合が高くなることを念頭に置いて症状の評価を行いましょう。

③ 積極的に抗精神病薬による薬物療法を行う。　×

　低活動型せん妄では、過活動型せん妄に比べて、薬物治療への反応性は少ないとされています。そこで、**日中の覚醒度を上げることを目標に、「リハビリテーションを導入する」「昼間はカーテンを明ける」**などの非薬物療法が行われます。薬物療法では、半減期が短く翌日への持ち越しの少ないトラゾドン（レスリン®/デジレル®）か、体内時計の調整を目的にラメルテオン（ロゼレム®）のいずれかを用いることがあります。なお、ロゼレム® は効果発現に日数がかかる（通常、1 週間以上）ため、十分注意が必要です。

④ リハビリテーションは、できるだけ控えることが望ましい。　×

　むしろ、**積極的にリハビリテーションを行うことが重要です。**ただ、理学療法士や作業療法士の方は、低活動型せん妄という概念を知らないことがあります。「しんどそうでウトウトされているので、また明日来ますね」などと帰ってはいけません。

⑤ うつ病と間違われやすい。　○

　低活動型せん妄とうつ病は、口数が少なくなる、周囲に対して無関心になる、活動性が低下して臥床がちになるなど、似たような症状がきわめて多いため、十分注意しておきましょう。

第**32**問 【難易度メーター】★★★★

せん妄の原因として電解質異常を疑い、血液生化学検査を行いました。以下の「ある項目」を正確に評価するために、確認が必要な検査項目を他に1つ挙げてください。

項目	結果	基準値
Na	139 mEq/L	137〜147
Cl	101 mEq/L	98〜108
K	3.9 mEq/L	3.5〜5.0
Ca	10.2 mg/dL	8.4〜10.4
Mg	2.1 mg/dL	1.8〜2.6

📝Memo

実臨床では、せん妄の原因として低Na血症、高Ca血症などの電解質異常を認めることが多いため、必ず検査をしておくことが求められます。

まず、低Na血症よるせん妄はきわめて多いのですが、どのような患者さんに低Na血症がみられやすいかを知っておけば、見逃しが少なくなります。以下、確認しておきましょう。

> 心不全、腎不全、肝硬変、ネフローゼ症候群
> SIADH（バソプレシン分泌不適切症候群）、甲状腺機能低下症、副腎不全、多飲
> 嘔吐・下痢、熱傷、腹膜炎、膵炎、腎疾患
> 薬剤性（利尿薬、抗うつ薬、抗精神病薬、抗てんかん薬、抗悪性腫瘍薬、麻薬など）

低Naがみられやすい患者

また、低Mg血症でせん妄がみられることもありますが、決して頻度は高くないため、必要に応じて確認することで十分です。

一方、高Ca血症はよくみられるだけでなく、治療可能性が高いため、必ずチェックしておきましょう。ただし、実臨床では、Na、Cl、Kのみ測定されており、Caが測定項目に入っていないことがあるため、特に注意が必要です。また、Caが測定されていても、実は検査で得られた値をそのまま評価するのではなく、ある検査項目を使って補正する必要があります。ご存じでしょうか？

解答　アルブミン（Alb）

📝**Memo** でもふれたように、Ca については、検査で得られたそのままの値で「高カルシウム血症」「正常値」「低カルシウム血症」などの評価をしてはいけません。ここでは、その理由について説明しておきましょう。

　シンプルに言うと、血中のカルシウムは、イオン化したカルシウム（Ca^{2+}）と Alb に結合したカルシウム（Ca-Alb）の 2 つに分けられます。通常、この割合は 50％ずつなのですが、栄養状態が悪くなると Alb が減るため、イオン化カルシウムの割合が大きくなります。

　実は、生理的な機能を発揮するのは、イオン化カルシウム（Ca^{2+}）のほうです。つまり、「高カルシウム血症」や「低カルシウム血症」などの症状は、イオン化カルシウムの量によってひき起こされることになります。

　そこで、がんの患者さんなどでは低栄養となっていることが多いため、見かけ上カルシウム値は正常でも、実はイオン化カルシウムが多くなっており、高カルシウム血症を原因としてせん妄を発症している可能性があるのです。

　そこで、カルシウム値を測定する際には必ず Alb 値もあわせて検査し、低 Alb 血症の場合は、以下の「Payne の式」で補正しましょう。補正することで、イオン化カルシウムの量を正確に評価することができるようになるのです。

$$（実際の\ Ca\ 値）＝（測定された\ Ca\ 値）＋（4－Alb\ 値）$$

Payne の式

　がんの経過中にみられるせん妄について、高 Ca 血症が原因となっていることはしばしば経験されます。**高 Ca 血症によるせん妄は治療可能性が高く、利尿薬やビスホスホネート製剤などによって改善が見込めることもあるため、決して見逃してはいけません。**

第**33**問 【難易度メーター】★★★★

患者さんやご家族に対して、次の３つのフレーズを用いて、せん妄についてわかりやすく説明してください。

眠れなくなる ／ 日にちや場所 ／ 夢と現実

📝Memo

あなたの病院では、患者さんやご家族に対して、どのタイミングでせん妄に関する説明をしていますか？　また、口頭での説明でしょうか？　それとも、パンフレットなどをお使いでしょうか？

岡山大学病院では、せん妄の発症リスクが高い患者さんに対して、必ず入院時にせん妄に関する説明を、パンフレットを用いて行っています。入院時は、患者さんやご家族にとって比較的気持ちにゆとりがあるため、説明に適したタイミングと考えられます。また、場合によっては、入院が決定した外来の時点で説明を行うのもよいでしょう。

なお、口頭のみで説明を行うのではなく、パンフレットや動画など、視覚的なツールを用いるほうがメリットも多いと考えられます。

患者・家族	絵や図表などがあると視覚的に理解しやすい
	手元に残るため後から何度も読み返すことができる
	他の家族に状況を伝える際に利用できる
医療者	順序立てて流れよく説明することができる
	必要な情報を漏れなく伝えることができる
	平易な言葉で説明することができる

パンフレットを用いるメリット

その他、ご家族は患者さんの軽微な変化に気づきやすいため、あらかじめせん妄について知っておくと、その変化を早い段階で医療者に伝えることが可能になります。そのことが、せん妄の早期発見や早期対応につながるのです。

第**33**問

解答

せん妄とは、身体の病気や手術、新しい薬が身体に合わないことなどが原因で、夜<u>眠</u>れなくなるだけでなく、<u>日</u>にちや<u>場所</u>がわかりにくくなったり、あるはずのないものが見えたりといった、<u>夢と現実</u>がごっちゃになった状態です。（同じニュアンスであれば正解）

　今や、入院患者の大半をせん妄ハイリスク患者が占める時代です。すべての医療者は、せん妄について、ある程度説明できるようにしておく必要があります。✍️**Memo** でふれたように、説明の際にはパンフレットを用いるとよいでしょう。もしお手元にパンフレットがない場合やこれからパンフレットを作る場合は、以下のパンフレットをぜひお使い下さい（Google「せん妄　パンフレット」で検索）。

　また、岡山大学病院では、せん妄説明用の動画を作成し、病室のテレビで見ることができるようにしています。動画での解説はとてもリアルで好評です。こちらも、もしよろしければご活用ください（YouTube「せん妄をご存じですか」で検索）。

　なお、動画にせん妄の患者さんが出てきますが、実際の患者さんではないため、個人情報の問題はありません。岡山大学保健管理センターの精神科教授が、岡山弁でせん妄を熱演しておられます。教授の名演技をご覧になりたい方は、ぜひ YouTube でご視聴ください。

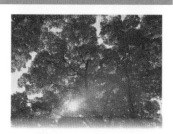

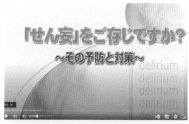

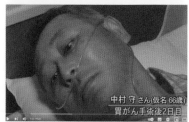

パンフレット（PDF）　

動画（YouTube）　

JCOPY 498-22940

第**34**問 【難易度メーター】★★★★

リスペリドン（リスパダール®）内用液の投与方法で、<u>誤っているもの</u>を１つ選んでください。

① そのまま
② 水に混ぜる
③ 日本茶に混ぜる
④ オレンジジュースに混ぜる
⑤ 汁物に混ぜる

✏️Memo

リスペリドンの剤型には、錠剤、細粒、液剤の３種類があります。中でも、実臨床では液剤がきわめて有用です。

液剤のメリットは、大きく２つです。１つめは、口腔内でもその一部が吸収され、血中濃度の立ち上がりが速いことです。したがって、即効性が期待される場面など、頓服での使用が効果的です。糖尿病の患者さんでクエチアピン（セロクエル®）が使えない場合などは、リスペリドン内用液で不穏時指示を出すのがよいでしょう。

２つめは、倫理的な問題はあるものの、拒薬傾向を認める患者さんでは、他のものに溶かすことで飲んでもらいやすくなる点です。ただし、実は混ぜてはいけないものがあるため、十分注意しましょう。

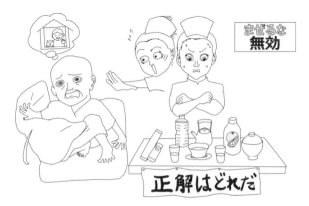

解答　③

リスパダール®内用液は、単独で飲むと「苦い」と感じる患者さんがいるため、他のものと混ぜることがあります。ただし、お茶に混ぜると効果が弱くなるため、注意が必要です。そのことを知らずに、ご飯にかけてお茶漬けにして服用していたという事例も報告されています。

以下、添付文書からの抜粋です。実践的な知識として、ぜひ知っておきましょう。

参考: リスパダール® 内用液の使用方法

1. 本剤を直接服用するか、もしくは1回の服用量を水、ジュース又は汁物に混ぜて、コップ一杯（約150 mL）くらいに希釈して使用すること。なお、希釈後はなるべく速やかに使用するよう指導すること。
2. **茶葉抽出飲料（紅茶、烏龍茶、日本茶等）及びコーラ**は、混合すると含量が低下することがあるので、希釈して使用することは避けるよう指導すること。
3. 分包品（0.5 mL、1 mL、2 mL、3 mL）は、1回使い切りである。開封後は全量を速やかに服用させること。

なお、お茶だけでなく、コーラと混ぜてもいけません。嚥下機能が落ちている高齢者では、「炭酸飲料であれば飲めるのでは？」と考えて混ぜてしまうことがあるため、十分注意が必要です。

リスパダール®内用液は、拒薬の際に使用されることがあります。ただし、拒薬があったらすぐにリスパダール®内用液と考えるのではなく、「薬が飲みにくい」「薬が必要と考えていない」など、**本人なりの拒薬の理由がある**はずなので、まずはそれを探るように心がけましょう。

いろいろな工夫をしても難しい場合は、**タイミングや人を変えてあらためてトライするなど、医療者自身が焦らないことも大切**です。

第 35 問　【難易度メーター】★★★☆

2011 年、厚生労働省より「A、B、C、D の 4 剤について、器質性疾患に伴うせん妄・精神運動興奮状態・易怒性に対する適応外使用を審査上認める」旨の通知が出されました。この A〜D に当てはまる<u>4 剤</u>とは、次のうちどれでしょうか？

① チアプリド（グラマリール®）
② ハロペリドール（セレネース®）
③ リスペリドン（リスパダール®）
④ クエチアピン（セロクエル®）
⑤ オランザピン（ジプレキサ®）
⑥ ペロスピロン（ルーラン®）
⑦ ブロナンセリン（ロナセン®）
⑧ アリピプラゾール（エビリファイ®）
⑨ トラゾドン（レスリン®/デジレル®）
⑩ ミアンセリン（テトラミド®）

✏Memo

　選択肢として、せん妄によく用いられる向精神薬を挙げてみました。ただし、実はいずれもせん妄に対する保険適応はありません。この事態を重くみた厚労省は、このうちの 4 剤だけは、「『せん妄』という病名でも、レセプト審査上は OK とする」ことにしたのです。

　以下、正解となる 4 つの薬の頭文字（アルファベット）を、イラストで表現してみました。もうおわかりですね！

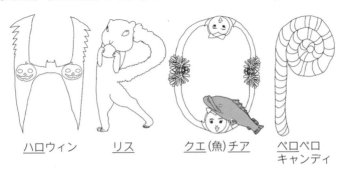

ハロウィン　　リス　　クエ(魚)チア　　ペロペロキャンディ

解答

②ハロペリドール（セレネース®），
③リスペリドン（リスパダール®），
④クエチアピン（セロクエル®），
⑥ペロスピロン（ルーラン®）

　せん妄では、不眠や興奮、幻覚・妄想など、種々の症状をマネジメントする目的で、主に抗精神病薬を用います。ただし、せん妄に保険適応を有する薬は、チアプリド（グラマリール®）一剤のみとなっています。

　ただし、そのグラマリール®も、添付文書によると効果・効能として「脳梗塞後遺症に伴う攻撃的行為、精神興奮、徘徊、せん妄の改善」と記載されており、正確にはすべてのせん妄をターゲットとはしていません。

　実際には、全国的に多くの病院でセロクエル®やリスパダール®、セレネース®など、せん妄に保険適応を持たない抗精神病薬が頻用されています。そこで、厚生労働省は問題文のような通知を出すことにしたのです。

　せん妄の薬物治療では、保険適応のない薬を使うことに対して、患者さんに代わってご家族から同意を得るケースがあります。ただし、毎回のようにご家族に説明し、同意を得た上でないと投薬することができないというのは、夜間突然のように発症するせん妄の特徴を考慮すると、決して現実的ではありません。そこで、**可能な範囲で患者さんやご家族に前もって説明を行い、同意書にサインをしてもらうように努める**、というのが一つの落としどころと考えられます。

　なお、**患者さんやご家族との信頼関係が不十分な場合や、向精神薬の使用に抵抗感を示されたり薬の副作用に過敏に反応されたりするケース**などでは、必ず同意書へのサインを前提とした上で薬を用いるようにしましょう。

　なお、本問では、ジプレキサ®を選んだ人がいるかもしれません。確かに、ジプレキサ®は鎮静作用が強いため、興奮が顕著なせん妄に有用に思えますが、半減期が長いため翌日の過鎮静を招くことがあります。また、抗コリン作用が比較的強いため、むしろせん妄の悪化につながるという懸念もあり、症例を選んで使う必要があると考えられます。

参考

岡山大学病院精神科リエゾンチームが実際に用いている説明書（同意書）です。もしよければ、ぜひ参考にしてください（そのままご使用いただいても構いません）。

せん妄の治療で用いる薬について

今の患者様の状態は、医学的に「せん妄」と呼ばれるものです。
せん妄では、次のような症状がみられます。

- ・時間や場所の感覚が鈍くなる
- ・幻覚が見える
- ・睡眠のリズムが崩れる
- ・落ち着きがない
- ・話していることのつじつまが合わない
- ・荒っぽくなったり、時には怒りっぽくなる
- ・からだについている治療のための管を抜いてしまう

せん妄がみられると、例えば安静が保てずに転倒してしまい、頭部外傷や骨折などによって入院期間が長くなり、場合によっては生命に危険が及ぶこともあります。そのため、可能な限り速やかな治療が必要になります。

せん妄の治療では、興奮を鎮めて夜間ゆっくり眠れるように、内服薬や注射薬を使うことがあります。一般的な睡眠薬はかえってせん妄の悪化につながるとされている一方、健康保険で認められているせん妄の治療薬はほとんどないため、現実的には「統合失調症」や「うつ病」などに対する治療薬を適応外で使わざるを得ない状況です。

これらの状況を踏まえて、2011年9月に厚生労働省から、クエチアピン（セロクエル）、リスペリドン（リスパダール）、ハロペリドール（セレネース）、ペロスピロン（ルーラン）の4剤（いずれも「統合失調症」に対する治療薬）については、「器質性疾患に伴うせん妄・精神運動興奮状態・易怒性に対する適応外使用を審査上認める」という通知が出されました。また、日本総合病院精神医学会の調査でも、専門医の多くがせん妄の治療薬としてクエチアピン、リスペリドン、ハロペリドールなどを選択していることがわかっています。これらの薬は、せん妄に対して適応外ではあるものの、一定の効果が期待できると評価されています。

副作用として、薬が効きすぎて翌日に眠気が残ってしまったり、唾液を飲みこみにくくなって肺炎を起こしたりするなどの可能性はありますが、薬を使わずにせん妄が長引いた場合の不利益のほうがきわめて大きいと考えられます。

　以上のことから、今の患者様のせん妄に対してこれらの薬を使うことについて、どうかご理解・ご了承をいただければ幸いです。

　私は、＿＿＿＿＿＿＿＿＿＿医師から、せん妄に対して適応外の薬を使うことの必要性と利益・不利益について文書に沿って説明を受け、理解しましたので、同意します。

＿＿＿＿年　　　月　　　日

　　　　　　　　　　　　　　患者氏名＿＿＿＿＿＿＿＿＿＿

　　　　　　　　　　　同意者氏名（続柄）＿＿＿＿＿＿＿＿＿＿

せん妄の治療で用いる薬についての説明書

JCOPY 498-22940

第36問 【難易度メーター】★★★★

次に挙げた薬剤のうち、最も鎮静作用の強いものを1つ選んでください。

① ハロペリドール（セレネース®）
② リスペリドン（リスパダール®）
③ クエチアピン（セロクエル®）
④ ペロスピロン（ルーラン®）

📝Memo

①～④は、前の問題で「厚生労働省が適応外使用を審査上認めた」4つの抗精神病薬です。

実は、すべての抗精神病薬が一様に強い抗幻覚・妄想作用と鎮静作用を持っているわけではありません。抗精神病薬によって、どの受容体への作用が強いのかは異なるため、抗幻覚・妄想作用や鎮静作用にも大きな差があるのです。

そこで、すべてのせん妄患者さんへ一律に同じ薬を使うのではなく、どの症状をターゲットとするかによって選択する必要があります。例えば、興奮が顕著なせん妄であれば、鎮静作用の強い抗精神病薬を選ぶべきですし、興奮は強くないものの妄想的な訴えが目立ったり幻視がみられたりする場合は、抗幻覚・妄想作用を持つ薬を選択するのがよいでしょう。

ただし、実臨床では興奮が顕著なせん妄が多く、しばしば対応に難渋するため、どれが鎮静作用の強い抗精神病薬かを知っておくことはきわめて重要です。

	D_2	$5-HT_2$	α_1	H_1	mAch
ハロペリドール	＋＋＋	＋	＋	－	－
リスペリドン	＋＋＋	＋＋＋	＋＋	＋＋	－
クエチアピン	＋＋	＋＋＋	＋＋＋	＋＋＋＋	－
ペロスピロン	＋＋＋	＋＋＋＋	＋	＋＋＋	－

D_2: 抗幻覚・妄想/錐体外路症状、$5-HT_2$: 錐体外路症状の軽減、α_1: 鎮静/起立性低血圧、H_1: 鎮静/体重増加、mAch: 錐体外路症状の軽減/口渇・尿閉・便秘・せん妄

解答 ③クエチアピン（セロクエル®）

　患者さんがせん妄を発症した際、薬物療法としてさまざまな抗精神病薬が用いられます。精神科医であれば、各抗精神病薬の薬理学的プロファイルについて詳しく知っておくべきですが、そうでない方にとっては、**抗精神病薬を「幻覚・妄想によく効くグループ」と「鎮静効果が強いグループ」の2つに分け、シンプルに理解しておく**のが実践的です。

　抗精神病薬の中でも、「幻覚・妄想によく効くグループ」の代表格が、セレネース®とリスパダール® です。そして、「鎮静効果が強いグループ」の主なものは、コントミン®、ヒルナミン®、セロクエル® といった薬になります。

　セレネース®、コントミン®、ヒルナミン® は、古くからある抗精神病薬です。一定の効果はあるものの、副作用の多さが問題となっていました。そこで、セレネース®の副作用（パーキンソン症状）を少なく改良したのがリスパダール®、コントミン® やヒルナミン® の副作用（過鎮静）を少なく改良したのがセロクエル®、になります。

　興奮が顕著な場合、強力な鎮静作用を持つセロクエル® が有効です。セロクエル® は半減期が短いため、翌日への持ち越しが少ないというメリットがあります。また、振戦や動作緩慢といったパーキンソン症状がきわめて少なく、安全性の高い薬です。ただし、糖尿病患者に禁忌のため、**興奮が強いせん妄については、まず糖尿病の有無を確認し、なければセロクエル®、あればリスパダール®** という順番で薬剤を選択するのがよいでしょう。

　リスパダール® は、第34問で解説したように、内用液に大きなメリットがあります。ただし、リスパダール® の活性代謝物は腎排泄であるため、腎機能が悪い患者さんに投与すると翌日に持ち越すことがあります、したがって、**腎機能障害を認める際には、開始用量や増量幅を少なめに設定する**よう十分留意しましょう。

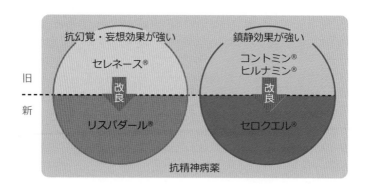

第37問

【難易度メーター】★★☆☆

レビー小体型認知症の患者がせん妄を発症した際、<u>最も用いやすい</u>
<u>抗精神病薬</u>を1つ選んで下さい。

① ハロペリドール（セレネース®）
② リスペリドン（リスパダール®）
③ クエチアピン（セロクエル®）
④ ペロスピロン（ルーラン®）

📝 Memo

　レビー小体型認知症は、第13問の「せん妄との鑑別」で解説しました。今回は、レビー小体型認知症の患者さんがもしせん妄を発症した場合、どの抗精神病薬を使うべきかについて考えてみましょう。

　レビー小体型認知症の診断基準を、以下にまとめておきます。この表の中に大きなヒントが隠されています。副作用の面から、じっくり考えてみてください。

中心症状（必須）
進行性の認知機能低下により、生活に支障をきたしている

中核的特徴
1. 注意の著明な変化を伴う認知の変動
2. 繰り返し出現する具体的な幻視
3. レム睡眠行動異常症
4. パーキンソン症状（動作緩慢、寡動、静止時振戦、筋強剛）

指標的バイオマーカー
1. 基底核におけるドパミントランスポーターの取り込み低下（SPECT/PET）
2. MIBG心筋シンチでの取り込み低下
3. 筋緊張を伴わないレム睡眠（PSG）

支持的特徴
1. 抗精神病薬への重篤な過敏性
2. 姿勢の不安定性
3. 繰り返す転倒
4. 失神または一過性の無反応状態のエピソード
5. 高度の自律神経症状（便秘、起立性低血圧、尿失禁など）
6. 過眠
7. 嗅覚鈍麻
8. 幻視以外の幻覚
9. 体系化された妄想
10. アパシー、不安、うつ

レビー小体型認知症の診断基準
(McKeith IG, et al. Neurology. 2017; 89: 88-100)

解答　③クエチアピン（セロクエル®）

　レビー小体型認知症の患者さんがせん妄を発症した際、どの抗精神病薬を選ぶべきでしょうか？　🖊**Memo** でもふれましたが、診断基準をよく見れば気づけたかもしれません。

　レビー小体型認知症の診断基準では、「中核的特徴」として、パーキンソン症状が挙げられています。もちろん、パーキンソン症状がないか、あるいは目立たない患者さんもいるのですが、少なくともパーキンソン症状をきたしたり、悪化させたりするリスクの高い抗精神病薬は避けるべきです。また、「支持的特徴」として、抗精神病薬への重篤な過敏性があるため、もともと副作用が出やすい抗精神病薬は、投与を避けるべきです。

　以上より、**もし抗精神病薬を用いる場合は、パーキンソン症状などの副作用の少ないセロクエル® がほぼ唯一の候補**となります。セレネース® はレビー小体型認知症の患者さんに投与禁忌ですし、リスパダール® やルーラン® もなるべく用いないほうがよいでしょう。

　以下、レビー小体型認知症の患者さんに対する不眠時・不穏時指示の一例を示します。なお、幻覚・妄想や興奮などに対する薬物療法として、抑肝散が有効とされる報告があります。ただし、抑肝散の鎮静作用は決して強くないため、せん妄の重症度が低い場合や、日中の不穏時指示（鎮静作用が弱く、昼夜逆転を避けることができるため）として用いるのがよいでしょう。

不眠時	①デエビゴ® 5 mg ②デエビゴ® 2.5 mg ③デエビゴ® 2.5 mg ※投与間隔は 30 分以上あけること
夜間不穏時	セロクエル® 25 mg ※30 分以上あけて計 3 回まで OK
日中不穏時	抑肝散 2.5 g ※30 分以上あけて計 3 回まで OK

レビー小体型認知症患者に対する不眠時・不穏時指示の一例

第38問 【難易度メーター】★★★★

フルニトラゼパム（サイレース®）注射剤の添付文書の記載について、次の A、B、C に当てはまる言葉はそれぞれ何でしょうか？

【重要な基本的注意】（2016 年 3 月改訂）
本剤投与前に、酸素吸入器、吸引器具、挿管器具等の人工呼吸のできる器具及び昇圧剤等の救急蘇生剤を手もとに準備しておくこと。また、必要に応じて（　A　）（ベンゾジアゼピン受容体拮抗剤）を手もとに準備しておくこと。
本剤投与中は、気道に注意して呼吸・循環に対する観察を怠らないこと。観察を行う際には、（　B　）や（　C　）等を用いて、継続的に患者の呼吸及び循環動態を観察すること。

📝Memo

フルニトラゼパム（サイレース®）はベンゾジアゼピン受容体作動薬であり、せん妄の惹起・悪化が懸念されます。したがって、深い鎮静を行う際や、ハロペリドール（セレネース®）などと併用する場合を除き、原則としてせん妄の患者さんに用いるべきではありません。また、筋弛緩作用が強く、呼吸抑制のリスクが高いため、併用の際には事前に十分な身体的評価や物品類の準備が必要です。

なお、サイレース® はセレネース® と名前が似ているため、臨床現場でしばしば取り違え事故が起こっています。せん妄の患者さんに対して、セレネース® のつもりで誤ってサイレース® を投与してしまい、予期せぬ呼吸状態の悪化を認めることがあるため、十分注意が必要です。

誤薬防止のための対策として、下表の「6R」が有名です。薬剤指示を出す医師、指示受けや薬剤投与を行う看護師や薬剤師は、この「6R」を常に意識することが重要です。また、指さし呼称での復唱のほか、可能な限り複数の目で確認しましょう。

1	Right Patient	正しい患者	同姓の患者に注意/アレルギーの有無を確認
2	Right Drug	正しい薬剤	似た名前の薬剤に注意
3	Right Purpose	正しい目的	予防？　症状緩和？
4	Right Dose	正しい用量	用量や濃度のほか、単位にも注意
5	Right Route	正しい用法	内服？　舌下？　注射？　点滴？　貼付？　坐薬？
6	Right Time	正しい時間	日付、時間、注射の注入速度、点滴の滴下速度など

誤薬防止のための 6R

解答

本剤投与前に、酸素吸入器、吸引器具、挿管器具等の人工呼吸のできる器具及び昇圧剤等の救急蘇生剤を手もとに準備しておくこと。また、必要に応じて（A: フルマゼニル〔アネキセート®〕）（ベンゾジアゼピン受容体拮抗剤）を手もとに準備しておくこと。本剤投与中は、気道に注意して呼吸・循環に対する観察を怠らないこと。観察を行う際には、（B: パルスオキシメーター）や（C: 血圧計）等を用いて、継続的に患者の呼吸及び循環動態を観察すること。

✏Memo で解説したように、サイレース® はベンゾジアゼピン受容体作動薬であり、せん妄の患者さんに投与することでかえってせん妄の悪化を招くことがあります。したがって、原則としてせん妄の患者さんに対して用いるべきではありません。

ただし、例外が 2 つあります。1 つは、がんの終末期などで深い鎮静を行う場合。そしてもう 1 つは、セレネース® などと併用する場合です。

せん妄の患者さんにセレネース® を注射しても、効果が乏しいと感じた経験はありませんか？　「セレネース® は本来統合失調症に使うくらい強い薬のはずなのに、なんで効かないの？」と思ったことがあるかもしれません。実は、第 36 問でも解説したように、セレネース® の鎮静作用はそこまで強くありません。増量しても十分な効果は得られないばかりか、パーキンソン症状などの副作用が出やすくなるのです。

そこで、セレネース® で興奮がおさまらない場合、強い鎮静作用を持つサイレース® と併用するという方法があります。サイレース® は、本来ベンゾジアゼピン受容体作動薬ですが、抗精神病薬との併用はある程度許容されていると考えてよいでしょう。

以下は、実際の指示例です。なお、呼吸状態の悪い患者さんでは、サイレース® の代わりにヒドロキシジン（アタラックス®-P）を用いるとよいでしょう。

セレネース® 1 A＋サイレース® 0.5 A＋生食 100 cc
夜 20 時から点滴開始
　・入眠したら滴下を止め、覚醒したら滴下再開、を繰り返してください。
　・呼吸抑制等に十分注意をしてください（パルスオキシメーターや血圧計などで呼吸・循環動態をモニタリングしてください）。
　・投与前に救急処置の準備をしてください。
　・ベンゾジアゼピン受容体拮抗薬（アネキセート®）を準備してください。

第39問

【難易度メーター】 ★★★☆

次の絵の中で、せん妄の予防として<u>不適切なもの</u>を3つ挙げてください。

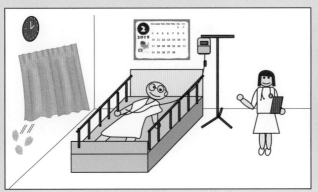

Memo

　この絵の中に、実は不適切な介入が5つあります。3つ挙げることができれば正解ですが、残りの2つもぜひ考えてみてください。また、リアリティ・オリエンテーション（見当識訓練: 時間や場所の意識付け）をとりいれるために、この部屋にあるものを利用した工夫を1つ挙げてみてください。

　せん妄の予防を目的とした環境調整やケアは、きわめて重要かつ効果の高いものです。近年のメタアナリシスでも、複合的な非薬物療法を行った場合、せん妄の発症や転倒が有意に減少することが明らかになっています（Hshieh TT, et al. JAMA Intern Med. 2015; 175: 512-20)。

　このように、実臨床で特に有効とされる非薬物療法ですが、その大半は看護師さんが担っています。せん妄対策のキーパーソンは、やはり看護師さんと言えるでしょう。

　また、良い意味で、ご家族を巻き込むことも大切です。これは、医療者が行う業務の一部を家族に任せて、医療者の負担軽減を図るということではなく、ご家族を「せん妄対策を行うチームの一員」と考え、同じ視点で一緒にかかわっていく体制づくりがポイントです。

解答 以下の①〜⑤のうち、3つ以上挙げられれば正解

① 4点柵が設置されている

病院や病棟によっては、4点柵が当然のように行われているのですが、実は身体拘束に該当することを知らない人もいるようです。患者さんの不安や不快感を助長してしまうのに加えて、この柵を乗り越えようとすることで、かえって転倒・転落が起こりやすくなってしまいます。

② 点滴のラインが服の上を通っている

点滴のラインは患者さんにとって不快なものの1つで、せん妄の促進因子になりえます。また、せん妄を発症した患者さんが、点滴のラインを指しながら「ヘビがいる!」と叫ぶようなことも経験されます。したがって、点滴のラインをできるだけ減らしたり、なるべく目に入らないように配置したりといった工夫が大切です。

③ カーテンが閉められている

せん妄では昼夜逆転がみられやすいため、日中はカーテンを開けて光を採り入れることが求められます。ただし、このことは医療者にとっては常識ですが、ご家族はむしろ逆の対応をしています。つまり、夜眠れていないため、昼間少しでも眠れたほうがよいと考えてカーテンを閉め、部屋を暗くしていることがあります。気持ちはよくわかるのですが、それだとまた夜眠れなくなりますね。この点について、ご家族には医療者からの適切なアドバイスが必要です。

④ カレンダーの設置場所が悪い
⑤ カレンダーが2月になっている

絵のような場所にカレンダーが貼られていることも多いのですが、ここだと患者さんの目に入りません。ぜひ、患者さんの見やすい場所に貼るようにしてください。また、窓からは桜の花びらが吹き込んでいます。風流ですね。でも、よく見ると、カレンダーはまだ2月のままです。おそらく、この患者さんは2月に入院され、当時のカレンダーがそのままになっているものと推測されます。カレンダーがいかに活用されてこなかったかがバレバレです。

さいごに、番外編です。認知症など、せん妄ハイリスクの患者さんは、カレンダーを見ても今日が何日かよくわからないことがあります。そこで、過ぎた日には×印をつけるなどして、パッと見てわかりやすくする工夫が大切です。また、カレンダーに検査日や手術日、外出・面会予定日などを書き込んでおき、医療者はそれを見ながら「今週の土曜日にはお孫さんが面会に来られるんですね」などと声をかけるのもよいでしょう。

JCOPY 498-22940

第**40**問 【難易度メーター】★★★☆

せん妄の患者さんへの対応について、誤っているものをすべて選んでください。

① 昼はカーテンを開けて部屋を明るく、夜はできるだけ暗くして昼とのメリハリをつける。
② 体力を温存するため、リハビリテーションを避ける。
③ 夜眠れていないことが多いため、昼間は積極的に睡眠をとる。
④ ICU において、難聴患者には一日中補聴器をつけるのがよい。

✎Memo

前の問題に続いて、「せん妄に対する非薬物療法」からの出題になります。
では、ヒントです。

①は「医療事故を防ぐこと」や「せん妄の悪化を防ぐこと」という観点から、
②および③は「せん妄の治療・ケアの目標は、睡眠・覚醒リズムをつくること」という観点から、
そして④は「補聴器をつけるメリット・デメリット」という観点から、
それぞれ考えてみてください。

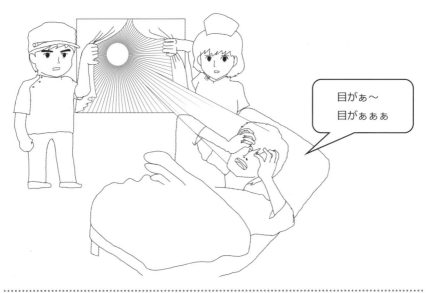

解答　①，②，③，④（すべて）

① 昼はカーテンを開けて部屋を明るく、夜はできるだけ暗くして昼とのメリハリをつける。　×

　確かに、昼夜のリズムをつけることはとても大切です。ただし、夜暗くしすぎると、かえって混乱してせん妄の悪化を招いたり、転倒・転落のリスクが高くなることが知られています。したがって、夜は薄明かりにするか、フットライトを使用するのが有効です。

② 体力を温存するため、リハビリテーションを避ける。　×

　すでに述べたように、せん妄の治療・ケアの目標は、睡眠・覚醒リズムをつくることです。リハビリテーションを積極的に行うことで、日中の覚醒度が上がるだけでなく、適度な疲労感で夜眠りやすくなると考えられます。

③ 夜眠れていないことが多いため、昼間は積極的に睡眠をとる。　×

　昼に長く寝てしまうと、かえって夜の睡眠の妨げになります。昼寝をするなら、「15時までの30分」がよいでしょう。

④ ICU において、難聴患者には一日中補聴器をつけるのがよい。　×

　ICU では、耳栓の使用がせん妄の発症を減らすことが示されています（Van Rompaey B, et al. Crit Care. 2012; 16: R73）。難聴の患者さんは、ある意味では耳栓をしている状態とも言えるため、ICU 入室中は無理に補聴器を装着せず、モニター音や搬送音が聞こえないほうが睡眠の妨げにならずにすむかもしれません。ただし、逆に病棟では補聴器がないとコミュニケーションが難しくなりますし、生活音が聞こえた方がむしろ安心感につながると考えられます。

　以上、促進因子への介入のキーワードは、「不快」を「快」に、「非日常」を「日常」に、ということです。ただし、何を不快に思うのか、何が非日常なのかは、個人によって大きく異なります。そこで、患者さんのふだんの生活や大切にしていることなどを十分把握した上で、**本人に合ったせん妄対策を個別に考える必要があります。**

ブレイクタイム　　* Break Time *

　せん妄と不眠は、切っても切り離せない関係です。不眠はせん妄の促進因子であり、積極的にマネジメントすることが求められます。

　一般に、不眠については「睡眠衛生指導」が推奨されています。つまり、生活習慣を見直し工夫することで、薬を使わなくても良好な睡眠が得られるようになるのです。

　その1つとして、寝る1〜2時間前にあらかじめ体温を上げておくのがオススメです。人間は体温が下がった時に眠くなるため、それをうまく利用しよう、ということです。そこで、寝る前に半身浴などで十分身体を温めておくのがよいでしょう。

　ただし、世の中には「半身浴」をよく知らない人もいるようです。インターネットの「○○知恵袋」で、半身浴について質問をしている人がいました。以下のやりとりをみてください。

　友達に半身浴を薦められ、やってみましたがうまくいきません。
　鼻や耳にお湯が入ってしまいます。
　右半身ですか？ **左半身**ですか？
　困っています。

　ベストアンサー
　下半身です。
　左右ではありません。
　みぞおちの下辺りまでお湯につかれればOKです。

　❀ 質問者からのお礼コメント
　　下半身だったんですか。
　　早速やってみます。
　　ありがとうございました。

　さすが、ベストアンサーです。「みぞおちの下辺りまで」と、きわめて的確かつ具体的な回答になっています。おそらく、この質問をした人は、半身浴を次のようなものと勘違いしていたのだと思います。

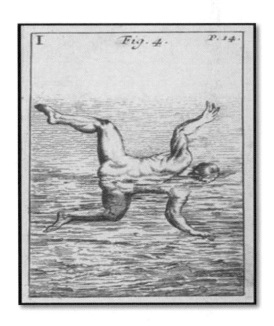

確かに、これだと、鼻や耳にお湯が入ってしまいますね……。
勘違いして、お風呂で溺れることのないよう、十分気をつけてください。

JCOPY 498-22940

Advanced:

上級編【10問】

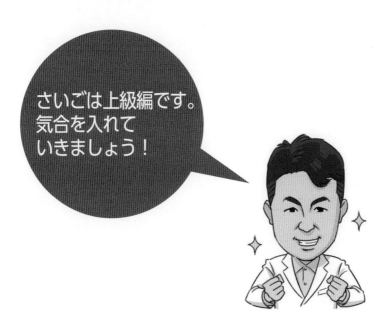

さいごは上級編です。
気合を入れて
いきましょう！

●出題のジャンル●

JCOPY 498-22940

まずは、「私」の自己紹介です。
　・私は、せん妄の患者さんに対して行われます。
　・私の仲間には、手袋やベルトがあります。
　・私は患者さんの安全を守ることが目的ですが、時に患者さんを
　　怒らせてしまうことが悩みです。
では、「私」を行うための3原則とは、いったい何でしょうか？
次の空欄を埋め、それぞれについて具体的に説明してください。

① （　　　　　）性: （　　　　　　　　　　　　　　　　　）
② （　　　　　）性: （　　　　　　　　　　　　　　　　　）
③ （　　　　　）性: （　　　　　　　　　　　　　　　　　）

📝 Memo

クイズなどでお馴染みの、「私は誰でしょう？」問題です。
ノーヒントで、がんばってみてください。

　ちなみに、この形式の問題は、誰でも作れます。例えば、以下のようなものです。ぜひご自身でも作ってみてください。

Q 私は誰でしょう？

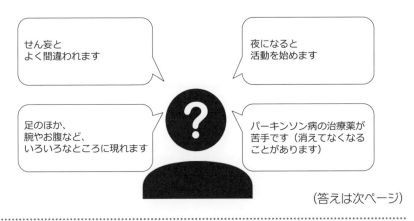

せん妄と
よく間違われます

夜になると
活動を始めます

足のほか、
腕やお腹など、
いろいろなところに現れます

パーキンソン病の治療薬が
苦手です（消えてなくなる
ことがあります）

（答えは次ページ）

第**41**問

解答 下記解説の通り
（ *Memo* の問題の解答は「レストレスレッグス症候群」）

① 切迫性: 本人の生命または身体が危機にさらされる可能性が著しく高いこと（→身体拘束をしないと、生命や身体が危機的になる）

　身体拘束によって本人の日常生活にどの程度悪影響を及ぼすかについて検討し、それでもなお身体拘束が必要となるほど生命または身体が危機にさらされる可能性が高いことを確認する必要があります。つまり、身体拘束を行うメリット・デメリットの単純な比較だけでなく、生命または身体が危険であり、切迫した状態であることの確認が求められているのです。

② 非代替性: 身体拘束以外に代替する介護方法がないこと（→他に代替手段がない）

　「まずは身体拘束を行わずに介護するすべての方法の可能性を検討し、本人の生命または身体を保護する」という観点から、他に代替手法が存在しないことを複数のスタッフで確認する必要があります。これについては、できるだけ多職種で評価するのがよいでしょう。

③ 一時性: 身体拘束が一時的なものであること（→一時的なものにとどめる）

　本人の状態像などに応じて、必要とされる最も短い拘束時間を想定する必要があります。

　実臨床では、比較的安易に身体拘束が行われています。この理由として、3原則の「②非代替性」で示されている「他の代替手段」が具体的に思いつかない、ということが挙げられます。**薬剤調整だけでなく、低床ベッドやセンサーマットの利用など、代替手段に関する知識を深めておくことが大切です。**

　なお、臨床現場からは、「身体拘束をはずすとまた不穏が強くなりそうで、解除するのが不安」という声がよく聞かれます。そのことで、「一時性」が担保されなくなってしまうのです。これについては、ぜひせん妄の3因子で考えてみてください。せん妄は直接因子（身体疾患や薬剤など）によって起こっているため、直接因子が除去できればせん妄は改善します。したがって、身体拘束中のせん妄患者における拘束解除の目安として、**せん妄の直接原因が除去されたタイミングで、解除もしくは部分的解除（短時間の解除や拘束部位を減らすなど）を行うことです。**また、身体拘束が強力な促進因子であることも決して忘れてはなりません。

　もし身体拘束を長く続けざるを得ない場合は、体位変換や両下肢の挙上・伸展、弾性ストッキングの着用や間欠的空気圧迫装置の装着を行って深部静脈血栓症などの予防につとめ、血液検査でD-ダイマーなどを定期的にフォローする必要があります。

JCOPY 498-22940

第42問 【難易度メーター】★★☆☆

次のうち、誤っているものをすべて選んでください。

① 転倒・転落防止のためのベッド柵は、身体拘束に該当しない。

② 脱衣防止のためのつなぎ服は、身体拘束に該当しない。

③ 車椅子から立ち上がらないように、腰ベルトや車椅子テーブルをつけることは、身体拘束に該当しない。

④ 92歳で、認知症の患者が入院した。せん妄のリスクがきわめて高いため、予防的に身体拘束を行った。

⑤ 体外式ペースメーカー（リードが体外に出ているもの）を挿入中のせん妄患者で、強い興奮に対して薬物治療の効果が乏しく、リードの抜去によって生命に危機が及ぶ可能性が予見されたため、一時的に身体拘束を行った。

✎Memo

　身体拘束とは、「一時的に患者の身体を拘束し、その運動を抑制する行動制限」のことです。その視点で考えると、かなり多くのものが身体拘束に当てはまります。

　ご自身の病院、病棟における身体拘束を思い浮かべながら、よく考えてみてください。

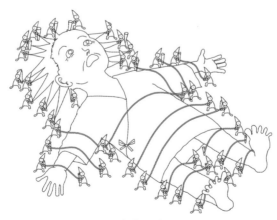

小人の国

解答　①，②，③，④

① 転倒・転落防止のためのベッド柵は、身体拘束に該当しない。　×

② 脱衣防止のためのつなぎ服は、身体拘束に該当しない。　×

③ 車椅子から立ち上がらないように、腰ベルトや車椅子テーブルをつけることは、身体拘束に該当しない。　×

　①から③は、すべて「身体拘束」に該当します。下表を参照してください。

---

1. 徘徊しないように、車いすいす、ベッドに体幹や四肢をひも等で縛る。
2. 転落しないように、ベッドに体幹や四肢をひも等で縛る。
3. 自分で降りられないように、ベッドを棚（サイドレール）で囲む。
4. 点滴、経管栄養等のチューブを抜かないように、四肢をひも等で縛る。
5. 点滴、経管栄養等のチューブを抜かないように、又は皮膚をかきむしらないように、手指の機能を制限するミトン型の手袋等をつける。
6. 車いすやいすからずり落ちたり、立ち上がったしないように、Y字型抑制帯や腰ベルト、車いすテーブルをつける。
7. 立ち上がる能力のある人の立ち上がりを妨げるようないすを使用する。
8. 脱衣やおむつはずしを制限するために、介護衣（つなぎ服）を着せる。
9. 他人への迷惑行為を防ぐために、ベッドなどに体幹や四肢をひも等で縛る。
10. 行動を落ち着かせるために、向精神薬を過剰に服用させる。
11. 自分の意思で開けることのできない居室等に隔離する。

身体拘束に該当するもの（厚生労働省「身体拘束ゼロへの手引き」）

④ 92歳で、認知症の患者が入院した。せん妄のリスクがきわめて高いため、予防的に身体拘束を行った。　×

　予防的な身体拘束は認められません……。

⑤ 体外式ペースメーカー（リードが体外に出ているもの）を挿入中のせん妄患者で、強い興奮に対して薬物療法の効果が乏しく、リードの抜去によって生命に危機が及ぶ可能性が予見されたため、一時的に身体拘束を行った。　○

　このケースでは、前問で解説した①切迫性（身体拘束をしないと、生命や身体が危機的になる）、②非代替性（他に代替手段がない）、③一時性（一時的なものにとどめる）という3原則をすべて満たすため、身体拘束の適応になると考えられます。

第43問　【難易度メーター】★★★★

スボレキサント（ベルソムラ®）とレンボレキサント（デエビゴ®）の
違いについて、次の空欄を埋めてください。

	スボレキサント（ベルソムラ®）	レンボレキサント（デエビゴ®）
用量	10〜20 mg	2.5〜10 mg
用量に関する高齢者の上限設定	（ 有　無 ）	（ 有　無 ）
粉砕化・簡易懸濁	（ 可　不可 ）	（ 可　不可 ）
一包化	（ 可　不可 ）	（ 可　不可 ）
重度肝障害患者への投与	（ 可　禁忌 ）	（ 可　禁忌 ）
併用禁忌薬	（ 有　無 ）	（ 有　無 ）

📝Memo

スボレキサントとレンボレキサントは、いずれもオレキシン受容体拮抗薬です。

スボレキサントは 2014 年に上市され、その販売名ベルソムラ® は、フランス語の「belle（美しい）＋眠り（somnia）」に由来しています。また、レンボレキサントは 2020 年に上市されました。デエビゴ® という販売名は、「Day（日中）＋Vigor（活力）＋Go（ready to go）」から来ているようです。

これらの薬剤は、覚醒状態に関与するオレキシン受容体に対して、オレキシンと競合的に結合します。つまり、覚醒を制御しているオレキシンの神経伝達をブロックして覚醒状態を和らげ、その結果として睡眠覚醒リズムを整える、というメカニズムです。

従来のベンゾジアゼピン受容体作動薬と、作用機序は全く異なるため、その臨床的な特徴について十分理解しておく必要があります。今後、間違いなくオレキシン受容体拮抗薬が不眠症治療薬の主役になるため、スボレキサントとレンボレキサントの差別化（どこがどう違うのか？/どう使い分ければよいのか？）について、この機会に整理しておきましょう。

第43問

解答 下表の通り

	スボレキサント（ベルソムラ®）	レンボレキサント（デエビゴ®）
用量	10〜20 mg	2.5〜10 mg
用量に関する高齢者の上限設定	有（15 mg）	無
粉砕化・簡易懸濁	不可	可
一包化	不可	可
重度肝障害患者への投与	可（慎重投与）	禁忌
併用禁忌薬	有	無（ただし、一部の薬との併用時は 2.5 mg が上限）

　まず、ベルソムラ®とデエビゴ®に共通した特徴です。両者は、いずれもベンゾジアゼピン受容体作動薬に比べて依存性や認知機能低下のリスクなどが少ないと考えられます。したがって、せん妄ハイリスクの患者さんにも有用であるため、今後はベンゾジアゼピン受容体作動薬に代わって、不眠症治療薬の第一選択薬になることは間違いありません。

　次に、両者の異なる点です。まず、ベルソムラ®の用量設定は基本的に 15 mg か 20 mg の 2 択で、高齢者では 15 mg が上限となっています。それに対して、デエビゴ®は 5 mg を標準量として、2.5 mg、5 mg、7.5 mg、10 mg と調整の幅が広く、単剤で用量設定しやすいことが大きなメリットです。

　また、オレキシン受容体拮抗薬はベンゾジアゼピン受容体作動薬と異なり、「半減期＝効果の持続時間」ということではありません（多くの方が、ここを誤解されています）。デエビゴ®は、ベルソムラ®と比べてオレキシン受容体への結合や解離が速やかであることから、入眠作用が速く、持ち越しを避けられる可能性があり、頓服でも効果が期待できます。ただ、逆にデエビゴ®で中途覚醒や早朝覚醒をカバーできない場合は、ベルソムラ®が有用な可能性があります。

　その他、デエビゴ®は粉砕化や簡易懸濁が可能で、併用禁忌薬がないことも含めて、入院患者さんではより使いやすいかもしれません。

JCOPY 498-22940

第**44**問　【難易度メーター】★★★☆

次のうち、せん妄ハイリスクの患者さんにも使いやすい抗うつ薬を2つ選んでください。

① パロキセチン（パキシル®）
② クロミプラミン（アナフラニール®）
③ セルトラリン（ジェイゾロフト®）
④ アミトリプチリン（トリプタノール®）
⑤ エスシタロプラム（レクサプロ®）

📝Memo

　これまで解説してきたように、入院中の患者さんに不眠を認めた際、まずはせん妄のリスクを評価し、ハイリスクの場合はベンゾジアゼピン受容体作動薬を避けることが重要でした。

　それと同じように、うつ症状を認めた際も、まずはせん妄のリスク評価が必要です。そして、せん妄ハイリスクであれば、抗コリン作用の少ない抗うつ薬を処方することが求められます。なぜなら、抗コリン作用が強いと、せん妄を引き起こす可能性が高いからです。

	抗コリン作用をもつ主な薬剤	適応となる主な疾患
抗コリン薬	ビペリデン（アキネトン®）	パーキンソン症状/アカシジアなど
	トリヘキシフェニジル（アーテン®）	パーキンソン症状など
	ブチルスコポラミン（ブスコパン®）	胃痛/腹痛など
抗ヒスタミン薬	d-クロルフェニラミン（ポララミン®）	アレルギー性鼻炎/皮膚掻痒など
	ヒドロキシジン（アタラックス®-P）	不安/不眠/皮膚掻痒など
	ファモチジン（ガスター®）	胃炎/胃潰瘍など
抗うつ薬	?	うつ病
抗精神病薬	クロルプロマジン（コントミン®）	統合失調症/不眠/吃逆
	レボメプロマジン（ヒルナミン®）	統合失調症/不眠
	オランザピン（ジプレキサ®）	統合失調症/嘔気・嘔吐
頻尿治療薬	オキシブチニン（ポラキス®）	頻尿/尿失禁
	プロピベリン（バップフォー®）	頻尿/尿失禁

解答　③, ⑤

　抗コリン作用は、便秘、口渇、尿閉、眼圧上昇、目のかすみ、麻痺性イレウスなどのほか、認知機能低下を引き起こします。つまり、抗コリン作用をもつ薬は、一般にせん妄の発症リスクが高いと考えられるため、実臨床では十分注意が必要です。

　🖊**Memo** の表に、抗コリン作用をもつ代表的な薬を挙げました。入院患者さんに対してこれらの薬を処方する際には、まずせん妄のリスク評価を行い、せん妄ハイリスクと考えられる場合はなるべく処方を避け、代替薬を検討しましょう。

　いくつか、注意点です。せん妄の薬物治療では主に抗精神病薬を用いますが、実は抗精神病薬の中でも、**コントミン**®、**ヒルナミン**®、**ジプレキサ**® などは抗コリン作用が比較的強いことが知られています。コントミン® には注射薬が、そしてジプレキサ® には口腔内崩壊錠があるため、投与方法を考えるとせん妄に使いやすいかもしれません。特にジプレキサ® は、「抗悪性腫瘍剤投与に伴う消化器症状」への保険適応が追加されてから、精神科以外の先生にとって投与のハードルがグッと下がったように思います。ただし、この３つの抗精神病薬は、抗コリン作用によってむしろせん妄を悪化させる可能性があるため、使用すべきかどうかについて十分検討が必要です。

　なお、注射薬としてよく用いられる**セレネース**® は、抗精神病薬の中でも比較的抗コリン作用が少なく、例えばイレウスで内服薬が投与できないせん妄の患者さんでも用いやすいと考えられます。

　また、抗うつ薬の中でも、「三環系抗うつ薬」と呼ばれる薬は、抗コリン作用がきわめて強いことが知られています。選択肢中のアナフラニール® やトリプタノール® は三環系抗うつ薬で、せん妄ハイリスクの患者さんに投与することでせん妄を惹起する可能性が高いため、できるだけ投与を避けましょう。アナフラニール® には注射薬があるため経口投与ができない患者さんに用いられやすいこと、そしてトリプタノール® は疼痛に対して安易に処方されがちであることに、十分注意しておきましょう。比較的新しい抗うつ薬でも、パキシル® は特に抗コリン作用が強いため、せん妄ハイリスクの患者さんへの投与は避けましょう。

　なお、不眠やせん妄に対してよく用いられるレスリン®（デジレル®）も抗うつ薬ですが、抗コリン作用はきわめて弱いため、せん妄の惹起や悪化のリスクは心配ありません。

第45問 【難易度メーター】★★★★

次は、アセナピン（シクレスト®）についての説明です。空欄を埋めてください。

- アセナピンは（　A　）錠であるため、内服不可の患者でも用いることができる。
- クエチアピン（セロクエル®）やオランザピン（ジプレキサ®）と同じくMARTA（多元受容体作用抗精神病薬）というグループに属する抗精神病薬であるが、（　B　）への投与が禁忌ではない。
- 水なしで投与し、投与後（　C　）分間は飲食を避けること。
- 適度な鎮静効果があり、また（　D　）作用が少なくせん妄を惹起・悪化させるリスクも低いため、せん妄に対して有用と考えられる。

📝Memo

　せん妄の患者さんに対する薬物療法では、原則として内服薬を用います。ただし、周術期や嚥下困難、イレウスなどで経口内服ができない場合、また拒薬がみられるケースなどでは、注射薬を選択することになります。

　注射薬では主にセレネース®を用いますが、すでに解説したように鎮静作用が決して強くはないため、必ずしもすべてのせん妄の患者さんに有効ではありません。また、セレネース®の弱い鎮静作用を補うため、アタラックス®-Pやサイレース®を併用することもありますが、アタラックス®-Pの鎮静作用はやや弱く、またフルニトラゼパムも呼吸抑制のリスクがあるため、臨床現場からは使いにくいという声も聞かれていました。

　そのような中、新たに2つの抗精神病薬が登場しました。1つは、2016年に登場したシクレスト®です。この問題でも示されているように、内服ができない患者さんに対して投与でき、適度な鎮静作用もあるため、きわめて有用です。

　そしてもう1つは、2019年に登場したブロナンセリン経皮吸収型製剤（ロナセン®テープ）です。これは貼付剤のため、やはり内服困難な患者さんに用いることが可能です。ただし、ロナセン®は抗幻覚・妄想作用は強いものの鎮静作用が少ないため、不眠や興奮が顕著なせん妄に対する効果はあまり期待できません。そこで、例えば日中に幻覚・妄想を強く認め、内服薬が使用できないような場合では、ロナセン®の貼付剤が選択肢となる可能性があります。

解答　A. 舌下　B. 糖尿病　C. 10
D. 抗コリン

シクレスト®は、抗精神病薬の中でもきわめてユニークな薬です。**舌下錠のため、内服不可のせん妄の患者さんに対して、注射薬の代替薬となりえます。**

なお、添付文書上は「舌下投与」となっていますが、実は舌上でもバッカル（口腔粘膜）からでもほぼ同じように吸収するため、口腔内に投与できればOKです。水なしで投与し、投与後10分間は飲食を避けるようにして下さい。

【定時薬】
　シクレスト®　5 mg　夕食後　舌下投与　※投与後 10 分間は飲食禁止
【不眠・不穏時】
　シクレスト®　5 mg　舌下投与　30 分あけて計 3 回まで OK
　※投与後 10 分間は飲食禁止

シクレスト®は、セロクエル®や、ジプレキサ®と同じ、「MARTA」というグループに属しています。このMARTAとは、**M**ulti-acting **R**eceptor **T**argeted **A**ntipsychotics の頭文字をとったもので、ドパミンやセロトニンだけでなく、多種類の受容体に作用する抗精神病薬です。したがって、シクレスト®は幻覚・妄想のみならず、適度な鎮静作用があります。また、抗コリン作用が少ないため、せん妄を惹起・悪化させるリスクは少ないと考えられます。また、糖尿病の患者さんへの投与が禁忌でなく、その点においても有用です。

試験に出ない英文法

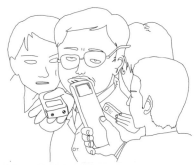

Nancy : Hi, Mike. Sycrest sublingual tablets, please.
　　　　やあ 、マイク。シクレスト舌下錠をどうぞ。
Mike :　No ! What you're about to put in my mouth is a voice recorder.
　　　　いいえ。あなたが私の口に入れようとしているのは、ボイスレコーダーです。

第46問 【難易度メーター】★★★★

せん妄の薬物療法で用いる薬剤について、<u>間違っているものをすべて</u>挙げてください。

① クエチアピン（セロクエル®）の使用中は、高血糖だけでなく低血糖にも注意が必要である。

② リスペリドン（リスパダール®）の活性代謝産物は腎排泄である。

③ ハロペリドール（セレネース®）は、呼吸状態の悪い患者には「慎重投与」とされている。

④ ペロスピロン（ルーラン®）は、抗精神病薬の中でも鎮静作用は比較的弱い。

⑤ ヒドロキシジン（アタラックス®-P）は抗ヒスタミン薬であり、せん妄を悪化させる強いエビデンスがある。

Memo

せん妄の薬物療法では、主に抗精神病薬を用います。ただし、使う薬は限られているため、その使い方や注意点などについて、しっかり整理しておきましょう。

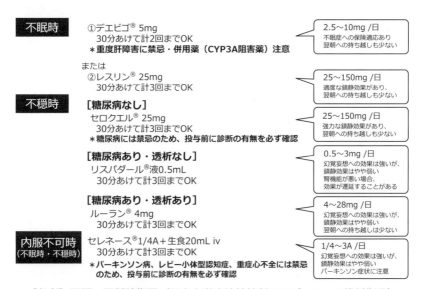

不眠時

①デエビゴ® 5mg
30分あけて計2回までOK
*重度肝障害に禁忌・併用薬（CYP3A阻害薬）注意

2.5〜10mg /日
不眠症への保険適応あり
翌朝への持ち越しも少ない

または
②レスリン® 25mg
30分あけて計3回までOK

25〜150mg /日
適度な鎮静効果があり、
翌朝への持ち越しも少ない

不穏時

[糖尿病なし]
セロクエル® 25mg
30分あけて計3回までOK
*糖尿病には禁忌のため、投与前に診断の有無を必ず確認

25〜150mg /日
強力な鎮静効果があり、
翌朝への持ち越しも少ない

[糖尿病あり・透析なし]
リスパダール®液0.5mL
30分あけて計3回までOK

0.5〜3mg /日
幻覚妄想への効果は強いが、
鎮静効果はやや弱い
腎機能が悪い場合、
効果が遷延することがある

[糖尿病あり・透析あり]
ルーラン® 4mg
30分あけて計3回までOK

4〜28mg /日
幻覚妄想への効果は強いが、
鎮静効果はやや弱い
翌朝への持ち越しは少ない

内服不可時
（不眠時・不穏時）
セレネース®1/4A＋生食20mL iv
30分あけて計3回までOK
*パーキンソン病、レビー小体型認知症、重症心不全には禁忌のため、投与前に診断の有無を必ず確認

1/4〜3A /日
幻覚妄想への効果は強いが、
鎮静効果はやや弱い
パーキンソン症状に注意

[参考] 不眠・不穏時指示（岡山大学病院精神科リエゾンチーム推奨指示）

第**46**問

解答　③，⑤

① **クエチアピン（セロクエル®）の使用中は、高血糖だけでなく低血糖にも注意が必要である。　○**

　セロクエル®は血糖値の上昇をきたす可能性があるため、糖尿病の患者さんへの投与が禁忌となっていることはかなり有名です。ただし、逆に低血糖をきたす場合もあることは、あまり知られていません。症例報告は意外に多く、添付文書でも「重要な基本的注意」として「1 著しい血糖値の上昇」の次に、「2 低血糖があらわれることがある」と記載されています。

② **リスペリドン（リスパダール®）の活性代謝産物は腎排泄である。　○**

　リスパダール®は、活性代謝産物が効果を発揮しますが、腎臓から排泄されます。したがって、腎機能が悪い患者さんでは、翌日に効果を持ち越す場合があると考えられます。そこで、リスパダール®を投与する場合は、前もって eGFR や Ccr などで腎機能を確認し、もし腎機能が悪い場合は投与を避けるか、少量から開始するようにしましょう。

③ **ハロペリドール（セレネース®）は呼吸状態の悪い患者には「慎重投与」とされている。　×**

　セレネース®に呼吸抑制のリスクはありません。したがって、せん妄で不穏が強い時など、即効性が要求される場面では、ワンショットで注入するのが実践的です。「呼吸抑制が心配」などと点滴で指示を出すと、点滴をしている間にラインを自己抜去されかねません。

④ **ペロスピロン（ルーラン®）は、抗精神病薬の中でも鎮静作用は比較的弱い。　○**

　ルーラン®は、鎮静作用が比較的弱い抗精神病薬です。したがって、過鎮静を避けたい場合などに有効です。間違えた方は、第 36 問を復習して下さい。

⑤ **ヒドロキシジン（アタラックス®-P）は抗ヒスタミン薬であり、せん妄を悪化させる強いエビデンスがある。　×**

　アタラックス®-P は第一世代の抗ヒスタミン薬で、ヒスタミン受容体を阻害することによって鎮静効果を発揮します。一方、アセチルコリン受容体を遮断し、抗コリン作用を認めるため、せん妄を惹起する可能性が指摘されています。ただし、アタラックス®-P がせん妄を悪化させるという強いエビデンスは、実はありません。あくまでも動物実験（ウシ）ですが、アタラックス®-P は第一世代の抗ヒスタミン薬の中でも、アセチルコリン受容体に対する親和性が低いとされています（受容体に対する親和性：プロメタジン〔ヒベルナ®/ピレチア®〕＞ジフェンヒドラミン〔レスタミン®〕≫ヒドロキシジン〔アタラックス®-P〕）。

JCOPY 498-22940

第47問　【難易度メーター】★★★★

次の薬の使い方で、誤っているものをすべて挙げてください。

① 食道がんの78歳男性。術後不眠でスボレキサント（ベルソムラ®）20mgを投与。

② 終末期の肺がんの68歳男性（予後: 週単位）。糖尿病の既往あり。夜間に強い不穏を認めたため、血糖値の上昇に十分注意しながら、慎重にクエチアピン（セロクエル®）25mgを投与。

③ 肝硬変にて著明な腹水を認め、高ビリルビン血症や低アルブミン血症など重度の肝機能障害をきたした66歳女性。入院中に不眠を認め、レンボレキサント（デエビゴ®）5mgを投与。

④ 重度肝機能障害の68歳男性。肝性脳症により顕著な低活動型せん妄がみられており、昼夜のリズムを整え日中の覚醒度を上げる目的でラメルテオン（ロゼレム®）8mgを投与。

⑤ 敗血症の76歳女性。パーキンソン病の既往がある。夜間落ち着かない様子となり、内服が困難なため、ハロペリドール（セレネース®）を投与。

📝 Memo

せん妄の患者さんに対して、よく用いる薬はほぼ決まっています。

以下、それらの薬剤について、禁忌・併用禁忌をまとめておきます。ぜひ参考にしてください。

一般名	商品名	禁忌・併用禁忌
ハロペリドール	セレネース®	重症心不全、パーキンソン病、レビー小体型認知症
クエチアピン	セロクエル®	糖尿病
オランザピン	ジプレキサ®	糖尿病
アセナピン	シクレスト®	重度肝障害
ラメルテオン	ロゼレム®	重度肝障害 フルボキサミン（ルボックス®/デプロメール®）
スボレキサント	ベルソムラ®	CYP3Aを強く阻害する薬剤（イトラコナゾール、クラリスロマイシン、リトナビル、ネルフィナビル、ボリコナゾール）
レンボレキサント	デエビゴ®	重度肝障害

せん妄でよく用いる薬剤とその禁忌・併用禁忌

第47問

解答　①, ②, ③, ④, ⑤（すべて）

① 食道がんの78歳男性。術後不眠でスボレキサント（ベルソムラ®）20 mgを投与。　×

ベルソムラ®の添付文書では、用法・用量として「高齢者には1日1回15 mg」と書かれています。「高齢者」が何歳からになるかは明記されていませんが、治験では65歳以上を高齢者としていたため、「65歳以上では15 mg」にするのがよいでしょう。

② 終末期の肺がんの68歳男性（予後: 週単位）。糖尿病の既往あり。夜間に強い不穏を認めたため、血糖値の上昇に十分注意しながら、慎重にクエチアピン（セロクエル®）25 mgを投与。　×

セロクエル®について、いくら血糖値に十分注意し、こまめに検査を行ったとしても、糖尿病の患者さんへの投与が禁忌とされている以上、決して使ってはいけません。例え終末期であっても、添付文書における禁忌の記載は遵守すべきです。終末期では、予測不可能な急変が起こりえます。そして、もし急変が起こった際、仮に禁忌薬を投与していたとなると、それが急変の直接的な原因でなかったとしても、重大な問題となる可能性があります。

③ 肝硬変にて著明な腹水を認め、高ビリルビン血症や低アルブミン血症など重度の肝機能障害をきたした66歳女性。入院中に不眠を認め、レンボレキサント（デエビゴ®）5 mgを投与。　×

デエビゴ®は、重度の肝障害障害のある患者さんへの投与が禁忌となっています。添付文書の「薬物動態」には、「重度肝障害患者（Child-Pughスコア10～15）での薬物動態は検討していない」と書かれており、10以上が重度の目安と考えられます。

④ 重度肝機能障害の68歳男性。肝性脳症により顕著な低活動型せん妄がみられており、日中の覚醒度を上げる目的でラメルテオン（ロゼレム®）8 mgを投与。　×

ロゼレム®も、高度な肝機能障害のある患者さんへの投与は禁忌です。添付文書内に、特に「高度な肝機能障害」の目安に関する記載はありませんが、このケースではChild-Pughスコアがかなり高いことが想定されるため、ラメルテオンの投与は避けましょう。

⑤ 敗血症の76歳女性。パーキンソン病の既往がある。夜間落ち着かない様子となり、内服が困難なため、ハロペリドール（セレネース®）を投与。　×

セレネース®の禁忌は、パーキンソン病、重症心不全、レビー小体型認知症の3つです。必ず覚えておきましょう。

JCOPY 498-22940

第48問 【難易度メーター】★★★★

せん妄に対してハロペリドール（セレネース®）1Aを投与したところ、翌日過鎮静になってしまいました。考えられる理由について、次の空欄を埋めてください。

① 薬の（　　A　　）が多かった。
② 薬の（　　B　　）が遅かった。
③（　　C　　）や（　　D　　）が悪く、代謝・排泄が遅延した。
④ 既往歴にはなかったが、実は（　　E　　）があった。

···✎Memo·····

　せん妄の薬物療法では、どの薬剤を選択するかも重要ですが、薬剤が決まっても投与量をどうするかがとても難しいところです。医師によって、大きく「慎重派」と「アグレッシブ派」に分かれると思いますが、これは医師の性格の問題だけでなく、どのような経験をしてきたかにもよりますし、一概にどちらがよいとも言えません。

　ただし、あまりにも量が少なすぎると全然効果がなく、結果的に大せん妄となってしまい、現場は大変な思いをすることになります。かといって、決して多いのがよいとも限らず、過鎮静となるばかりか、場合によっては誤嚥性肺炎などを招きます。

　このケースでは、せん妄に対してセレネース®を用いたところ、過鎮静になってしまいました。セレネース®の鎮静作用は決して強くはありませんが、時々このようなことが起こります。

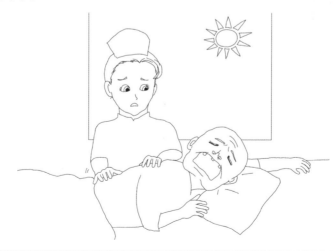

解答

A. 投与量　　B. 投与時間　　C. 肝機能
D. 腎機能　　E. レビー小体型認知症

　せん妄の患者さんに薬を投与したところ、意図せず過鎮静となってしまうことはしばしば経験されます。それをなるべく減らすために、医師としては少量から開始するのも1つの方法ですが、その際に懸念されるのは、全く効果が出ないことです。そこで、定時薬だけでなく、必ず頓用指示（「不眠時」「不穏時」）もあわせて出しておき、定時薬のみで効果が乏しい場合は積極的に頓用指示を使うことを、看護師さんと十分共有しておくのがよいでしょう。

　ほかに過鎮静を減らす方法としては、薬の投与時間を早くすることです。まず、定時薬ですが、眠前ではなく夕食後に投与します。せん妄は「夜間せん妄」と呼ばれるように、夜になって症状が顕著となりますが、実は夕方頃から落ち着きのない様子が見られ始めています。そこで、なるべく早い時間に投与すると、早い段階で火消しができるだけでなく、翌日への持ち越しを避けることができます。頓用指示についても同様で、なるべく先手先手で対応するのが、過鎮静を避けるコツです。

　また、肝機能や腎機能が悪いと、どのような薬でも効果が遷延します。したがって、薬の投与量を決める際には、必ず肝機能や腎機能を確認するようにしてください。

　最後に、レビー小体型認知症の患者さんでは抗精神病薬への過敏性を認めるため、その影響で薬の効果が強く現われ、翌日の過鎮静を招くことがあります。ただし、ここで注意しておきたいのは、レビー小体型認知症の患者さんであっても、実際にはその診断がついていない場合が多いことです。もし診断があればそれを考慮した対応が可能ですが、何の診断もついていなかったり、「アルツハイマー型認知症」または単に「認知症」と診断されていたりといったケースでは、残念ながら過鎮静はやむなしと言えるかもしれません。

　そこで、実臨床で高齢の患者さんが入院後にせん妄を発症し、セレネース®やリスパダール®などの**抗精神病薬を投与した結果、予想に反して顕著な錐体外路症状や過鎮静を認めた場合、レビー小体型認知症の可能性を考える**ことができるかどうかが大きなポイントです。その可能性が少しでもある場合、セロクエル®を用いるか、もしくは抗精神病薬以外の薬を選択する必要があります。

JCOPY 498-22940

第49問 【難易度メーター】★★★★

次に挙げる薬剤と注意すべき検査項目の組み合わせで、正しいものをすべて挙げてください。

① 抑肝散 7.5 g/日 ― カリウム
② バルプロ酸（デパケン®）400 mg/日 ― アンモニア
③ ハロペリドール（セレネース®）3 A/日（筋注）― CK
④ クエチアピン（セロクエル®）50 mg ― 血糖値
⑤ カルバマゼピン（テグレトール®）400 mg ― 肝機能、赤血球、白血球、血小板

✎Memo

　せん妄の患者さんに薬を投与している間、ついその効果にばかり目が向きがちですが、副作用についても定期的にアセスメントする必要があります。

　抗精神病薬を用いた際の副作用について、表にまとめておきました。セロクエル®、リスパダール®、セレネース® などを投与している際には、必ずこれらの項目をアセスメントするようにしてください。

　ちなみに本問では、せん妄に対して用いることのある薬の中から、特に注意すべき検査項目をピックアップしてみました。純粋に知識を問う問題ですので、難しい場合はすぐに解答・解説に進んでください。

副作用		観察項目
パーキンソン症状	転倒	手のふるえや筋肉のこわばりなどはないか？
血圧低下		ふらつきはどうか？
過鎮静		朝の眠気はどうか？
嚥下障害	誤嚥性肺炎	食事中のむせはないか？
QT 延長	失神・突然死	ふらつきや動悸はないか？
悪性症候群	意識障害・死亡	バイタルサイン（発熱・頻脈）や CK の確認
アカシジア		落ち着きのなさはないか？
眼球上転		顔面の視診
便秘		排便の確認、腹部の診察（触診・聴診）
排尿困難		排尿回数や尿量の確認

せん妄で用いる抗精神病薬の副作用とモニタリング項目

第49問

解答　①，②，③，④，⑤（すべて）

① 抑肝散 ― カリウム　○

　抑肝散は、認知症の行動・心理症状（BPSD）によく用いられますが、せん妄の患者さんに投与されることもあります。ただし、「甘草（カンゾウ）」という生薬を含んでおり、低K血症を引き起こすことがあるため、十分注意が必要です。**初期症状として、「手足のだるさ」「しびれ」「つっぱり感」がみられ、これに加えて脱力感や筋肉痛などが現われます。**したがって、抑肝散の投与中は、可能な限り定期的にK値の測定・確認を行いましょう。

② バルプロ酸（デパケン®）― アンモニア　○

　デパケン®によって薬剤性の肝障害を認めることや、血中アンモニア値が上昇することがあります。したがって、せん妄の患者さんにみられる情動不安定に対してデパケン®を投与する場合は、アンモニア値などに注意を払っておきましょう。なお、デパケン®は時にパーキンソン症状を引き起こす可能性があることを、あわせて知っておいてください。

③ ハロペリドール（セレネース®）― CK　○

　セレネース®を急激に増量した場合や頻回に筋注した場合などでは、重篤な副作用として悪性症候群が懸念されます。**発熱、発汗、頻脈、頻呼吸、血圧異常、意識変容、筋強直などの臨床症状に加えて、検査ではCK値の上昇や白血球増多に十分注意しましょう。**特に、**身体的に重篤な患者さんや脱水が著明な患者さん**ではリスクが高いとされています。

④ クエチアピン（セロクエル®）― 血糖値　○

　何度も出てきたので、これは大丈夫ですね。ちなみに、ステロイド投与中の患者さんがせん妄になってセロクエル®を投与した場合、もし血糖値が上がったとすると、それがステロイドの影響かセロクエル®によるものかがわかりにくくなるため、できれば他の薬を使いましょう。

⑤ カルバマゼピン（テグレトール®）― 肝機能、赤血球、白血球、血小板　○

　テグレトール®は、主にてんかんや三叉神経痛に用いますが、せん妄の患者さんで攻撃性が強い場合に投与することがあるかもしれません。テグレトール®は、**肝障害のほか、血液障害（貧血、汎血球減少、白血球減少、無顆粒球症、血小板減少など）や皮膚症状（中毒性表皮壊死融解症〔TEN〕、皮膚粘膜眼症候群〔Stevens Johnson症候群〕など）をきたすことがあり、いずれも重篤な状態となるため、テグレトール®は可能な限り投与しないことをオススメします。**

JCOPY 498-22940

第50問　【難易度メーター】★★★★

82歳男性。大腿骨頭頚部骨折にて手術を行ったところ、術後にせん妄を発症しました。昼夜逆転がみられたため、病棟でカンファレンスを行い、日中の覚醒度を上げる目的でTVを見てもらうことにしました。どのような番組がよいでしょうか？

① 水戸黄門
② 演歌の花道
③ 徹子の部屋
④ 世界ふしぎ発見！
⑤ 野生の王国

✏Memo

最後は、特に超難問です。
ヒントは、「あまり深く考えすぎないこと」です。
ぜひ、有終の美を飾ってください！！

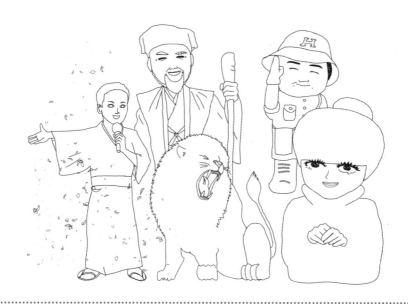

解答　全部×

この問題は、かなり迷ったかもしれません。

「82歳の男性だったら、『水戸黄門』が好きなんじゃない？」
「いや、待てよ。やっぱりサブちゃんかなあ……。」
「黒柳徹子さんの特徴のある声、いい刺激になるのかも。」
「『ふしぎ発見』を見ていると、ワクワクした気分になれるわね。……そういえば、徹子さんも解答者だし。」
「動物好きには、やっぱり『野生の王国』よね。だいぶ古いけど。」

1つ1つ、考えれば考えるほど、よくわからなくなってしまいます。

もう一度、全体をながめてみてください。
当然ですが、どんな番組が好きかは、人それぞれです。
歌番組が好きな人、スポーツしか見ない人、ずっとNHKをつけている人……。
そもそも、TVを見ない人もいます。
まさに、十人十色です。
したがって、正解は、あえて「全部×」としてみました。

この最終問題には、私の思いをこめました。
　せん妄の患者さんに、日中詰所で過ごしてもらう時、われわれはよかれと思って動画を流すことがあります。でも、多くの患者さんは動画を前にして眠りこけていたり、動画には目もくれずキョロキョロしていたりします。

　せん妄対策とは、患者さん自身が心地よく感じるように、患者さんの日常に近い環境や過ごし方を提供することです。
　そのために必要なのは、患者さんが何を大切にしているのか？　何が好きなのか？　どんな生活をしてきたのか？　かつての仕事は？　家族は？……といったことに他なりません。

　せん妄対策のヒントは、患者さんをよく知ることから生まれるのかもしれません。

JCOPY 498-22940

Special Contents:

特別編 —紙上研修会—

特別編です。
症例をもとに、
適切なせん妄対策を
考えてみましょう！

CASE

"

▶患者

Aさん: 73歳　男性　172 cm/77 kg
左上葉肺がん
手術予定（胸腔鏡下左上葉部分切除＋リンパ節郭清術）

▶既往歴

56歳　糖尿病
63歳　頭部外傷
71歳　大腸がん手術

▶入院時の様子

　妻と共に来院。とても愛想がよく、看護師の話を、終始うなずきながら聞いている。

　手術のことを尋ねると、「手術？　ああ、もう先生に全部任せてるんで」とニコニコ話す。

　妻は、「前に、別の病院で入院したことがあります。その時、手術の後は眠れなくなって、先生に言われてしばらく付き添ったりしました。」と話していた。

▶入院後経過

　手術は無事終了。手術当日はICUに入室したが、特に問題なく経過した。

　術後2日目、一般病棟へ帰棟。発熱や倦怠感を認めたものの、経過観察となった。

　夕方、ナースコールが頻回となり、看護師が訪室するたびにしんどさを訴えるなど、やや落ち着きのない様子がみられていた。

　21時、看護師が訪室。持参薬のブロチゾラム（レンドルミン®）はまだ内服しておらず、点滴のルートをしきりに気にしており、眠れていないようだった。23時過ぎになっても眠れておらず、当直医に睡眠薬について相談。当直医の指示で、病棟常備薬からゾルピデム（マイスリー®）5 mgを投与した。その後も落ち着かないため、さらにゾルピデム5 mgを追加投与したが、徐々に興奮が強くなり、「こんなところに閉じ込めて！」などと大声で叫ぶようになった。

　ハロペリドール（セレネース®）1/4 Aをゆっくり点滴したが興奮はおさまらず、ルートをハサミで切り、自ら抜去した。さらに、徘徊がみられるよう

になったため、身体拘束を行った。

　翌朝はなかなか覚醒せず、昼過ぎになってもまだウトウトしていた。身体拘束について、看護師複数で検討したところ、「拘束しないとまた暴れるのでは？」という意見が大半を占めたため、翌日以降も身体拘束を続けることになった。

▶内服状況

　メトホルミン（メトグルコ®）500 mg 1 回 1 錠　朝夕食後
　シタグリプチン（ジャヌビア®/グラクティブ®）25 mg 1 回 1 錠　朝食後
　ファモチジン（ガスター®）20 mg 1 回 1 錠　朝夕食後
　ブロチゾラム（レンドルミン®）0.25 mg 1 回 1 錠　就寝前

▶血液データ（採血: 術後 2 日目朝）

項目	結果	正常値下限	正常値上限
WBC	10.06↑	3.3	8.6
RBC	3.69↓	4.35	5.55
Hb	11.9↓	13.7	16.8
Ht	32.6↓	40.7	50.1
Plt	17.0	15	40
T.bil	0.56	0.4	1.5
AST	22	13	30
ALT	24	10	42
G-GTP	57	13	64
Na	131↓	135	145
K	4.2	3.6	4.8
Cl	102	101	108
Ca	9.8	8.8	10.1
BUN	13	8	20
CRTN	0.84	0.65	1.07
CRP	2.25↑		0.15未満
A1c (NGSP)	8.5↑	4.9	6
FPG	180↑	73	109

検討点 1

　本症例は、高齢の患者さんが術後せん妄を発症したケースです。せん妄の発症リスクが高い患者さんであったにもかかわらず、その評価がおろそかにされ、適切な予防対策が行われなかったことが大きな問題と考えられます。

　そこで、まずはこの患者さんのせん妄リスクを評価してみましょう。

　次の「せん妄ハイリスク患者ケア加算」の各項目に沿って、この患者さんに該当するリスク因子を挙げてみてください。

☐ 70 歳以上
☐ 脳器質的障害
☐ 認知症
☐ アルコール多飲
☐ せん妄の既往
☐ リスクとなる薬剤（特にベンゾジアゼピン系薬剤）の使用
☐ 全身麻酔を要する手術後又はその予定があること

検討点 2

　この患者さんは、せん妄のリスク因子を複数持っているため、せん妄ハイリスクと考えられます。したがって、本来であれば、なるべく早い段階で直接因子と促進因子を拾い上げ、可能な限りそれを取り除く必要があります。ただし、今回ことごとく対応に失敗し、すべてが後手に回り、結果的に身体拘束が続けられてしまいました。

　そこで、①まずかった対応と、その②改善策について、具体的に考えてみましょう。

　次の表で、例を参考にして書き込んでみてください。

① まずかった対応	② 改善策
（例）発熱や倦怠感に対して、経過をみてしまった	（例）クーリングや解熱剤の投与、水分補給などを積極的に行う
・・・・・・・・	・・・・・・・・
・・・・・・・・	・・・・・・・・

JCOPY 498-22940

検討点1 回答

> ☑ 70 歳以上
> ☑ 脳器質的障害
> ☑ 認知症
> ☐ アルコール多飲
> ☑ せん妄の既往
> ☑ リスクとなる薬剤（特にベンゾジアゼピン系薬剤）の使用
> ☑ 全身麻酔を要する手術後又はその予定があること

☑ 70 歳以上

➡ この患者さんは、73 歳ですね。まず最初に、年齢を確認するクセをつけておきましょう。

☑ 脳器質的障害

➡ 既往歴に、「頭部外傷」がありますね。既往歴を見落さないよう、十分注意しましょう。

☑ 認知症

➡ 既往歴に「認知症」はありません。ただし、認知症の診断がついていないからといって、「認知症なし」と判断するのは早急です。「愛想が良く、うなずきながら聞いている」「『手術？　ああ、もう先生に全部任せているんで』」のあたりで、アルツハイマー型認知症を疑いましょう。このケースでは、入院時に奥さんが一緒におられるため、以前とくらべて生活の様子に変化があるかどうか、積極的に尋ねることが大切です。

また、やや盲点かもしれませんが、この患者さんは糖尿病で薬を服用中です。にもかかわらず、HbA1c や血糖値はかなり高めになっていますね。つまり、薬が不規則になっているかもしれず、場合によっては認知症のために服薬管理ができなくなっている可能性があることに気づけばパーフェクトです！

☐ アルコール多飲

➡ このケースでは、飲酒に関する情報はありませんが、意外に飲酒歴の確認は不十分となりがちです。特に、緊急入院の場合は注意が必要です。

この患者さんは、既往歴に「頭部外傷」があります。アルコール多飲の人は、飲酒による酩酊状態から外傷・骨折に至るケースもあるため、そのような既往がある場合は必ず飲酒量を確認しましょう。

なお、アルコール多飲の患者さんは、後ろめたさから飲酒量を過少申告する場合があるため、このケースでは奥さんにも尋ねてみるのがよいでしょう。

☑ せん妄の既往

➡ この患者さんは、71歳の時に大腸がんの手術を行っています。この手術の後に、せん妄があったかどうかを確認することが必要です。もし同じ病院で手術をした場合は、当時のカルテを確認します。また、別の病院の場合、当時の主治医に問い合わせるのは少しハードルが高いので、奥さんに尋ねてみるのがよいでしょう。

　入院時に奥さんは、「手術の後は眠れなくなって、先生に言われてしばらく付き添ったりしました。」と話しています。単に眠れないだけで付き添いをお願いされることはそうありませんので、せん妄だった可能性が高いと考えられます。

☑ リスクとなる薬剤（特にベンゾジアゼピン系薬剤）の使用

➡ 内服中の薬のうち、せん妄ハイリスク薬はファモチジンとブロチゾラムの2つです。ファモチジンは、もし可能であればPPI（プロトンポンプ阻害薬）などに変更するのがよいかもしれません。

　なお、ブロチゾラムはベンゾジアゼピン受容体作動薬ですが、耐性ができている場合は急な中止で離脱症状をきたします。したがって、長期間（6か月以上）内服している場合はそのまま継続とし、そうでない場合は他剤への変更を検討するのがよいでしょう。

☑ 全身麻酔を要する手術後又はその予定があること

➡ 今回は肺がんの手術予定で、全身麻酔を行うため、術後せん妄のハイリスクと考えられます。

　以上、この患者さんは7項目中6つの「せん妄のリスク因子」を持っており、いわば「術後せん妄"超"ハイリスク」と考えられます。

　一般に、急性疾患で入院した場合に比べて、予定手術では術前に予防対策を行いやすく、効果も十分期待できます。この患者さんのように、せん妄のリスクがきわめて高い場合、そのことを多職種で共有し、重点的に予防対策を行うのがよいでしょう。

JCOPY 498-22940

検討点2
回答

① まずかった対応	② 改善策
発熱や倦怠感に対して、経過をみてしまった	▪ クーリングや解熱剤の投与、水分補給などを積極的に行う
夕方しんどさを訴え、落ち着かない様子があったにもかかわらず、経過をみてしまった	▪ せん妄ハイリスク患者の術後は、ツールを用いてせん妄のスクリーニングを行う ▪ せん妄では注意障害が多くみられることを知っておく ▪ 術後であり、しんどさや落ち着きのなさを認めることから痛みの可能性を考え、痛みの評価を行う ▪ 訴えを傾聴するなど、精神的なサポートを行う
持参薬のブロチゾラム（ベンゾジアゼピン受容体作動薬）を、そのまま自己管理にしてしまった	▪ ブロチゾラムはせん妄ハイリスク薬であるため、中止して他剤への変更が可能かどうかについて検討する ▪ せん妄ハイリスク患者の場合、服薬は詰所管理にする
点滴をしきりに気にしていたが、特に対応をとらなかった	▪ ルートが目に入らないように工夫する ▪ 夜間の点滴はトイレ覚醒など不眠につながるためなるべく避け、ヘパリンでロックをかけておく
夜間訪室した際に眠れていなかったにもかかわらず、放置してしまった	▪ 積極的に不眠時指示を使用する
当直医に不眠時薬について相談する状況をつくってしまった	▪ 入院時にせん妄ハイリスクと評価し、それを踏まえた不眠時・不穏時指示を、主治医があらかじめ出しておく
当直医の指示にて、病棟常備薬からゾルピデムを投与してしまった	▪ せん妄のリスクを踏まえて、ベンゾジアゼピン受容体作動薬の投与を避ける ▪ 病棟常備薬の中に、不眠に対して用いる薬として、ベンゾジアゼピン受容体作動薬以外の薬を配置しておく
ハロペリドールの投与量が少なかった（1/4 A）	▪ この患者さんはBMI 26と体格がよく、肝・腎機能に問題なく、全身状態もそこまで悪くはないため、ハロペリドールの投与量をもう少し多めにする ▪ 興奮が強い場合、即効性を期待して注射薬の指示でもよいが、ハロペリドールは鎮静作用があまり強くないため、例えばフルニトラゼパムやヒドロキシジンなどとの併用を検討する

↓続く

① まずかった対応	② 改善策
ハロペリドールの点滴中にルートをハサミで切り、抜去されてしまった	・点滴では効果発現が遅く、その間にルートを抜去される可能性があるため、不穏時の指示はワンショットにする ・せん妄ハイリスク患者では、ハサミなどの危険物をあらかじめ取り除いておく
徘徊がみられたことで、安易に身体拘束をしてしまった	・徘徊の理由について評価を行う（尿意・便意、痛みなど） ・身体拘束の必要性について、「3原則」に基づいて評価・検討する
翌朝ウトウトしているのを放置してしまった	・ウトウトしている理由を考える（投与時間や投与量の見直し、肝・腎機能、薬剤過敏性（レビー小体型認知症の可能性）など） ・リハビリテーションの導入 ・頻回の声掛け ・カーテンを開ける ・TVをつける ・ベッドを窓際にする
「拘束しないと暴れるのでは？」という多数派の意見で、身体拘束を続けてしまった	・常に「3原則」を念頭に評価を行う ・せん妄の直接因子、促進因子を評価し、身体拘束の解除を目指す ・身体拘束はせん妄の悪化につながる（促進因子）ことを認識し、早めの解除を目指す ・場合によっては、部分的な解除を行う
ファモチジンの内服を続けてしまった	・中止するか、PPI（プロトンポンプ阻害薬）に変更する
カルシウムは正常上限ギリギリだったが、放置してしまった	・Albを測定し、補正値で評価する
低Na血症を放置してしまった	・Naの補正を行う ・低Na血症の原因検索を行う

JCOPY 498-22940

パンフレット・動画のご紹介

　岡山大学病院では、せん妄をよりよく理解していただくために、パンフレットや動画を作成し、どなたでもお使いいただけるように公開しています。ぜひご利用ください。

患者さんやご家族にせん妄について説明するための資料（88 ページ参照）

【パンフレット】

せん妄の予防と対策について

https://www.okayama-u.ac.jp/user/hospital/common/photo/
free/files/11014/141206_senmou.pdf

からダウンロードできます。

【動画】

「せん妄」をご存じですか？　〜その予防と対策〜 ［約 9 分］

https://www.youtube.com/watch?v=Fmv6E2M3IzE

にて視聴できます。

医療者・施設スタッフ向けの資料

【動画】

せん妄患者さんへの対応〜病院施設編〜 ［約 7 分］

https://www.youtube.com/watch?v=gmoCd9flJEQ&t=61s

にて視聴できます。

事項索引

薬剤名索引

著者プロフィール

井上 真一郎 （いのうえ しんいちろう）

【略歴】
1990〜1993 年　奈良高校（サッカー部）
2001 年に岡山大学医学部を卒業後、岡山大学病院、高岡病院、下司（げし）病院、
香川労災病院などを経て、2009 年から岡山大学病院に勤務

【現職】
岡山大学病院 精神科神経科 助教（医学博士）

【専門分野】
リエゾン精神医学、サイコオンコロジー（精神腫瘍学）、産業精神医学

【所属学会】
日本精神神経学会 専門医・指導医
日本総合病院精神医学会 理事・評議員・専門医・指導医
日本サイコオンコロジー学会 評議員
日本緩和医療学会
日本精神科診断学会

【その他】
岡山県警察本部 産業医
岡山県教育委員会 産業医
岡山市水道局 産業医
ユニ・チャーム株式会社 産業医

【主な著書】
せん妄診療実践マニュアル（羊土社）
「大人の発達障害」トリセツのつくりかた（中外医学社）
不眠診療ミニマムエッセンス（中外医学社）

JASRAC 出 2203881-201

勝手にせん妄検定 厳選問題50   Ⓒ

発　　行	2022年7月1日	1版1刷
	2023年7月10日	1版2刷

著　　者 井上真一郎

発 行 者 株式会社 中外医学社

代表取締役 青木　滋

〒 162-0805 　東京都新宿区矢来町 62
電　　話　　03-3268-2701(代)
振替口座　　00190-1-98814 番

印刷・製本/三報社印刷（株）　　　　〈SK・HU〉
ISBN 978-4-498-22940-2　　　　Printed in Japan

JCOPY ＜(社)出版者著作権管理機構 委託出版物＞